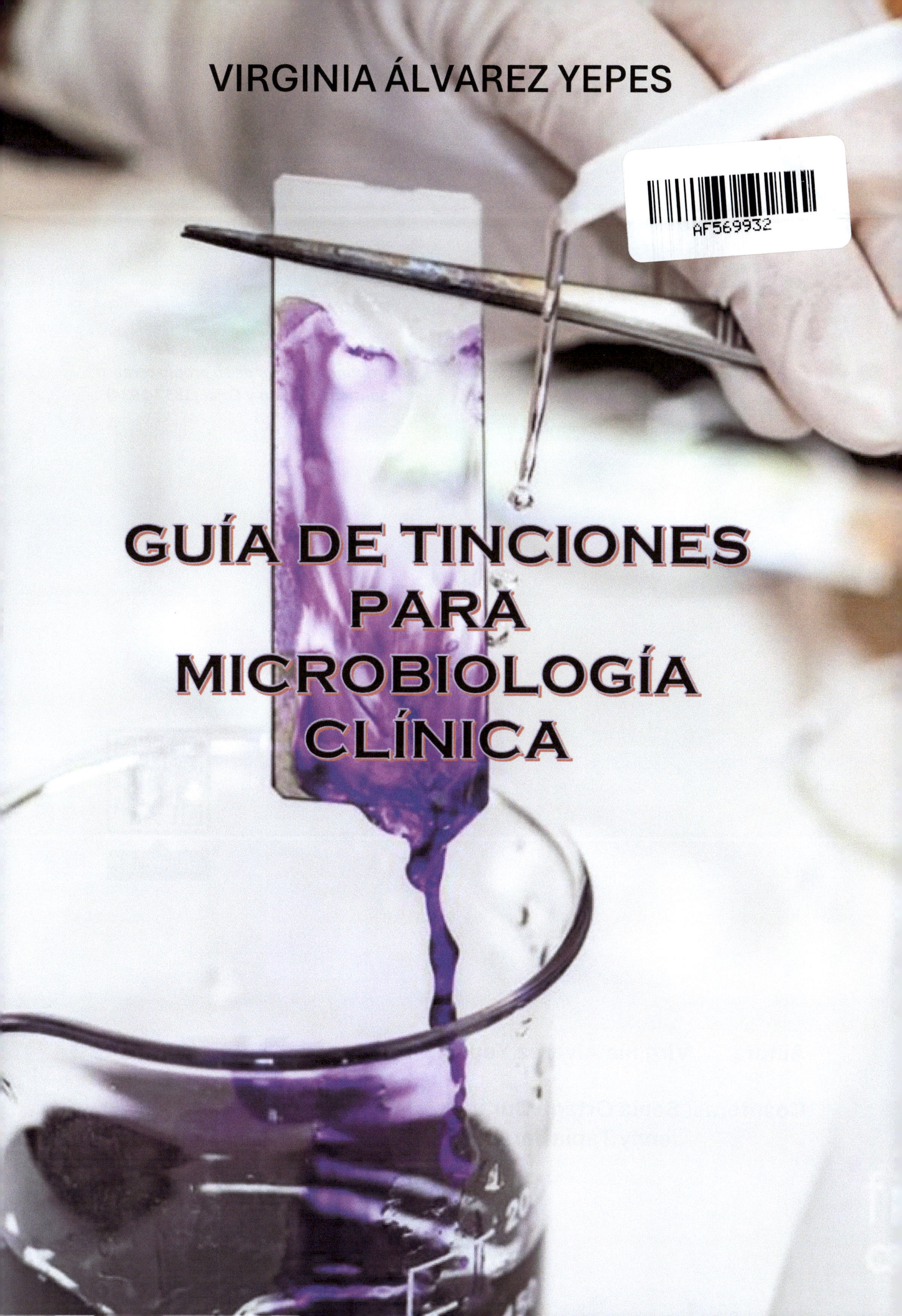

VIRGINIA ÁLVAREZ YEPES

GUÍA DE TINCIONES PARA MICROBIOLOGÍA CLÍNICA

"Todo hombre puede ser, si se lo propone, escultor de su propio cerebro"
Santiago Ramón y Cajal (1852-1934)

Autora: Virginia Álvarez Yepes

Coautoras: Sonia Ortega Durán
Jenny Tapia Jaramillo

Álvarez Yepes, Virginia
Ortega Durán, Sonia
Tapia Jaramillo, Jenny Fernanda

RESUMEN

La microbiología clínica desempeña un papel fundamental en el diagnóstico y tratamiento de enfermedades infecciosas en seres humanos. En este contexto, las tinciones se convierten en una herramienta esencial al permitir la identificación de diversos microorganismos presentes en muestras clínicas como sangre, orina, heces y tejidos. Se utilizan tanto en la microscopía convencional como en las técnicas de diagnóstico rápido, abarcando una amplia variedad de métodos de análisis microbiológico.

Mediante el uso de colorantes y procedimientos específicos, posibilitan la visualización y análisis de bacterias, hongos y parásitos a través del microscopio, resaltando sus características morfológicas, estructurales y funcionales. Además de su relevancia en el diagnóstico y tratamiento de enfermedades infecciosas, las tinciones también encuentran aplicaciones en la investigación microbiológica y la educación. Permiten identificar y clasificar microorganismos, estudiar su estructura celular, determinar su capacidad para causar enfermedades y comprender su comportamiento en diferentes entornos. Es importante tener en cuenta que la elección de las tinciones depende del tipo de microorganismo o estructuras que se deseen visualizar y del objetivo específico del análisis.

Este proyecto tiene como objetivo proporcionar un instrumento de apoyo para estudiantes y profesionales de la salud, brindando información detallada sobre las principales técnicas de tinción utilizadas en microbiología clínica. Además de destacar sus aplicaciones en el diagnóstico y tratamiento de enfermedades infecciosas. Esta guía se presenta como una herramienta indispensable que ofrece una visión completa de las tinciones más utilizadas y posibles variaciones en los protocolos, siendo de interés tanto para la comunidad académica como para el campo profesional de la microbiología clínica.

ABSTRACT

Clinical microbiology plays a fundamental role in the diagnosis and treatment of infectious diseases in humans. In this context, stains become an essential tool for identifying various microorganisms in clinical samples such as blood, urine, feces, and tissues. Stains are used in both conventional microscopy and rapid diagnostic techniques, encompassing a wide range of microbiological analysis methods.

By using specific dyes and procedures, stains enable the visualization and analysis of bacteria, fungi, and parasites through the microscope, highlighting their morphological, structural, and functional characteristics. In addition to their relevance in the diagnosis and treatment of infectious diseases, stains also find applications in microbiological research and education. They allow for the identification and classification of microorganisms, study of their cellular structure, determination of their disease-causing capacity, and understanding of their behavior in different environments. It is important to consider that the choice of stains depends on the type of microorganism or structures to be visualized and the specific objective of the analysis.

This project aims to provide a supportive tool for students and healthcare professionals, offering detailed information on the main staining techniques used in clinical microbiology. It highlights their applications in the diagnosis and treatment of infectious diseases. This guide is presented as an indispensable resource that provides a comprehensive overview of the most commonly used stains and possible variations in staining protocols, making it valuable for both the academic community and the professional field of clinical microbiology.

ÍNDICE

INTRODUCCIÓN

La microbiología clínica es una disciplina importante en el diagnóstico y tratamiento de enfermedades infecciosas en seres humanos. Una herramienta esencial en esta área son las tinciones, que permiten identificar distintos tipos de microorganismos presentes en muestras clínicas como sangre, orina, heces y tejidos. Las tinciones se utilizan en microscopía convencional y en técnicas de diagnóstico rápido, como la tinción de Gram y la tinción de Ziehl-Neelsen.

Para tener una visión más objetiva de la etapa que ocupa la identificación de microorganismos mediante las tinciones, debemos explicar la cadena del proceso diagnóstico para poder tener un punto de partida claro y comprensivo en el entendimiento de cómo se lleva a cabo la identificación de microorganismos mediante las tinciones.

El proceso diagnóstico en Microbiología comienza con la toma de la muestra y concluye con la emisión de los resultados.

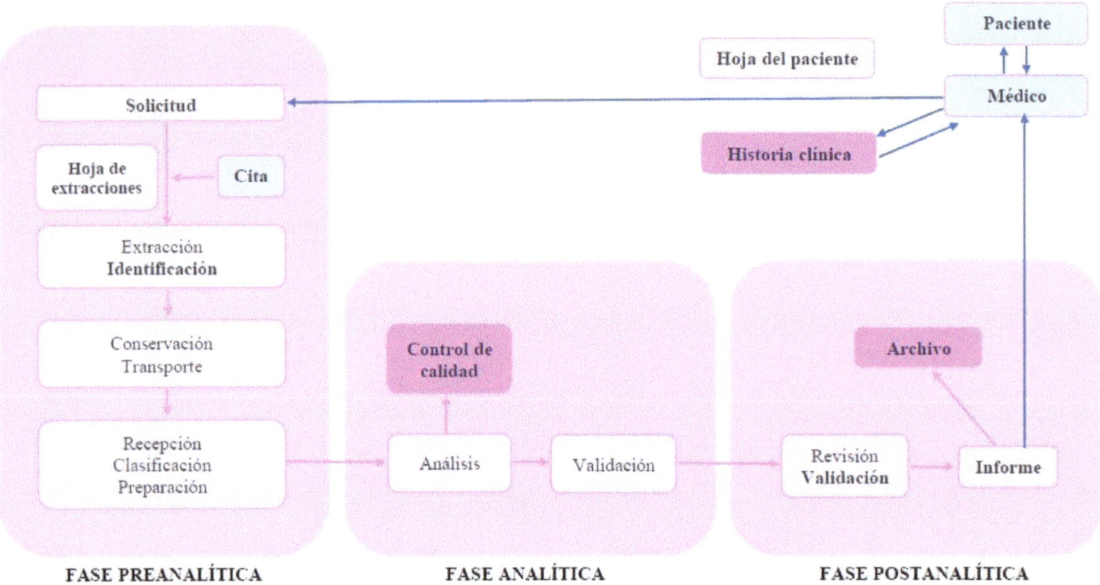

Figura 1: Esquema de las Fases analíticas. **Fuente**: Elaboración propia.

La fase preanalítica implica la recolección de la muestra, su transporte y el registro en el sistema informático del laboratorio. En la fase analítica se lleva a cabo el análisis y procesamiento de las muestras, obteniendo los resultados correspondientes. Finalmente, en la fase postanalítica, se valida la exactitud de los resultados y se genera el informe correspondiente.

Los facultativos profesionales de la salud que solicitan pruebas microbiológicas necesitan resultados precisos, significativos y clínicamente relevantes del laboratorio de microbiología. Para lograr esa calidad en los resultados, el laboratorio requiere que todas las muestras microbiológicas estén seleccionadas, recogidas y transportadas correctamente, esto permite optimizar su análisis e interpretación. Por ello es importante seguir las recomendaciones del laboratorio en todo momento para garantizar la fiabilidad de los resultados y la calidad de la atención médica.

El procesamiento y el tratamiento de las muestras en la fase analítica debe llevarse a cabo mediante correctos procedimientos, llevando en todo momento el cuidado necesario para respetar la mayor asepsia posible para evitar la contaminación de las muestras a analizar y evitar que los resultados finales se vean alterados.

Uno de los mayores avances en el campo de la microbiología ha sido la integración de métodos rápidos de diagnóstico y la automatización del laboratorio. Se han creado equipos automatizados para sembrar una amplia variedad de muestras en formato líquido y teñidores automatizados que tiñen múltiples muestras al mismo tiempo siguiendo un procedimiento calculado y en cadena.

No podemos obviar que a esta automatización se han unido también las técnicas de diagnóstico rápido de tipo inmunológico, de detección de antígenos víricos, bacterianos, fúngicos o parasitarios, la incorporación de las técnicas de biología molecular y la proteómica.

Durante las últimas décadas, se ha visto incrementada la prevalencia de las infecciones relacionadas fundamentalmente con el incremento de pacientes inmunocomprometidos y con el uso generalizado de antimicrobianos, la utilización de inmunosupresores, maniobras diagnósticas invasoras y la implantación de alimentación parenteral. El cultivo sigue siendo la mejor opción para el diagnóstico microbiológico, ya que permite la identificación del agente etiológico y la realización del estudio de sensibilidad. Tras él, se realizan diferentes tinciones (incluyendo preparaciones histológicas) encaminadas a la visualización microscópica que permita el diagnóstico definitivo y poder establecer así el tratamiento a seguir. Otra utilidad de las tinciones es utilizarlas como paso previo para elegir el medio de cultivo adecuado para la proliferación del microorganismo presente.

Además, en la actualidad, los límites geográficos para muchos patógenos y parásitos se han vuelto difusos debido a los movimientos de poblaciones por turismo, negocios, cooperación y migración. Fenómenos dinámicos y en constante aumento que obligan a los laboratorios de Microbiología a estar preparados para detectar directa o indirectamente cualquier infección importada.

En esta guía se describen detalladamente las principales técnicas de tinción utilizadas en microbiología clínica, así como su aplicación en el diagnóstico y tratamiento de enfermedades infecciosas. También se discuten las limitaciones y precauciones necesarias en el manejo de estas técnicas para obtener resultados precisos y confiables.

Las tinciones en microbiología son una técnica esencial que permite observar y analizar bacterias, hongos y parásitos a través del microscopio. Estas tinciones utilizan distintos colorantes y procedimientos para teñir las células de los microorganismos y resaltar sus características morfológicas, estructurales y funcionales siendo una herramienta fundamental en el campo de la microbiología, ya que permiten a los microbiólogos identificar y clasificar los microorganismos, estudiar su estructura celular, determinar su capacidad para causar enfermedades y comprender su comportamiento en diferentes entornos. Desempeñan un papel fundamental en la identificación y estudio de microorganismos, y son ampliamente empleadas en laboratorios de microbiología para la investigación, diagnóstico y control de enfermedades infecciosas. Son una herramienta esencial en la microbiología, utilizada para mejorar la visualización y el estudio de microorganismos en muestras biológicas.

Estas técnicas implican la aplicación de colorantes a las células o estructuras microbianas, lo que permite revelar detalles morfológicos, diferenciar diferentes tipos de microorganismos y obtener información sobre su estructura, composición y distribución.

La utilidad de las tinciones en microbiología es amplia y diversa. En primer lugar, las tinciones son fundamentales en el diagnóstico y control de enfermedades infecciosas, ya que permiten la identificación de microorganismos en muestras clínicas, ambientales o de alimentos. Además, las tinciones son una herramienta invaluable en la investigación microbiológica, ya que facilitan el estudio de la estructura y función de las células bacterianas, hongos, protozoos y otros microorganismos, así como su interacción con su entorno. Las tinciones también tienen un gran valor en la enseñanza y formación de estudiantes de microbiología, ya que posibilitan la observación más clara y detallada de microorganismos bajo el microscopio, lo que facilita la comprensión de la diversidad microbiana y los conceptos esenciales de la microbiología.

En resumen, las tinciones son una herramienta esencial en microbiología que mejora la visualización, identificación y estudio de microorganismos en muestras biológicas, con aplicaciones clínicas, de investigación y educativas. Su amplio y diverso uso las convierte en una técnica fundamental en el campo de la microbiología. Algunas de las utilidades e intereses del uso de tinciones en la microbiología clínica son:

I. **Identificación de microorganismos**: Las tinciones permiten identificar diferentes tipos de microorganismos presentes en una muestra clínica, como bacterias, hongos, virus y parásitos. Esto ayuda a determinar la especie y/o el tipo de microorganismo presente que es esencial para el diagnóstico y tratamiento de enfermedades infecciosas.

II. **Diferenciación de microorganismos**: Las tinciones diferenciales permiten distinguir diferentes tipos de microorganismos en función de sus características morfológicas, estructurales o fisiológicas. Por ejemplo, la tinción de Gram permite diferenciar bacterias en función de su pared celular.

III. **Estudio de características morfológicas y estructurales**: Las tinciones permiten estudiar las características morfológicas y estructurales de los microorganismos, como su forma, tamaño, disposición celular, presencia de estructuras específicas, entre otros. Esto ayuda a la identificación y clasificación de los microorganismos, lo que es importante en la determinación de su patogenicidad y en la comprensión de su comportamiento. Algunas de las tinciones más comunes incluyen:

Tinciones de colorantes vitales	Visualizar la actividad metabólica y la vitalidad de las células.
Tinciones de Hematoxilina y Eosina (H&E)	Tiñe secciones de tejido. Visualización general. - **Hematoxilina** ➔ Tiñe los núcleos celulares de azul. - **Eosina** ➔ Tiñe el citoplasma de rosa.
Tinciones de inmunofluorescencia	Usa anticuerpos conjugados con fluoróforos (emiten luz cuando son excitados por una longitud de onda específica) para visualizar proteínas específicas en las células.
Tinciones de Gram	Distingue entre bacterias **Grampositivas** (color violeta) y **Gramnegativas** (color rojo o rosado) según su pared celular.
Tinciones de Wright-Giemsa	Tiñe células sanguíneas en preparaciones de sangre periférica (glóbulos rojos, glóbulos blancos y plaquetas). Información sobre su morfología y distribución.

Cuadro 1: Utilidades e intereses del uso de tinciones en microbiología clínica. **Fuente**: Elaboración propia.

La elección de la tinción depende del tipo de células o estructuras que se deseen visualizar y del tipo de análisis que se quiera realizar.

IV. **Monitorización del tratamiento**: Las tinciones utilizadas para monitorizar la efectividad del tratamiento de enfermedades infecciosas evalúan si los microorganismos responsables de la infección han sido eliminados o reducidos en la muestra clínica después de la administración de medicamentos antimicrobianos, lo que ayuda a determinar la eficacia del tratamiento. Por ejemplo, la tinción de Gram se puede utilizar para determinar si las bacterias están respondiendo a un tratamiento antibiótico específico. El monitoreo de la efectividad de tratamientos en biología y medicina a menudo implica la utilización de tinciones específicas para visualizar cambios en las células o tejidos tratados. Algunas de las tinciones utilizadas para este propósito incluyen:

Tinciones de viabilidad celular	Después de un tratamiento.
Tinciones de apoptosis	Muerte celular programada (puede ser por algunos tratamientos).
Tinciones de marcadores específicos	Presencia o expresión de marcadores específicos en las células tratadas.
Tinciones de marcadores de proliferación celular	Pueden verse afectada por tratamientos que inhiben o estimulan la división celular.
Tinciones de estrés celular	Inducido por un tratamiento.

Cuadro 2: Algunas tinciones utilizadas para la monitorización del tratamiento. **Fuente**: Elaboración propia.

La elección de la tinción dependerá del tipo de tratamiento que se esté evaluando y de las características específicas de las células o tejidos que se estén analizando.

V. **Investigación científica**: Las tinciones son herramientas importantes en la investigación científica de microorganismos, ya que permiten visualizar y caracterizar las células microbianas y sus estructuras. Esto es esencial para el desarrollo de nuevos medicamentos.

Algunas de las tinciones utilizadas con mayor frecuencia en la investigación científica incluyen:

Tinciones de inmunofluorescencia	Usan anticuerpos conjugados con fluoróforos para visualizar proteínas específicas en las células.
Tinciones de bromuro de etidio o yoduro de propidio	Para visualizar el ADN en células o tejidos mediante microscopia de fluorescencia.
Tinciones de histología especializada	Para visualizar estructuras específicas (ácidos nucleicos, lípidos, carbohidratos o minerales).
Tinciones de citoquinas	Para identificar la actividad enzimática o presencia de estructuras subcelulares.
Tinciones de inmunohistoquímica	Usan anticuerpos específicos marcados con enzimas o fluoróforos para visualizar proteínas específicas en secciones de tejido.

Cuadro 3: Algunas tinciones que más se utilizan en la investigación científica. **Fuente**: Elaboración propia.

La elección de la tinción depende del tipo de investigación que se esté llevando a cabo y del objetivo específico del estudio.

Ya que para la finalización de nuestros estudios de FP como Técnicos superiores de Laboratorio clínico y biomédico necesitábamos realizar un Trabajo Fin de Grado (como marca la Ley 30/2015, de 9 de septiembre, por el que se regula el Sistema de Formación Profesional para el empleo en el ámbito laboral), pensamos que debía servir también para algo más.

Por ello, nuestro objetivo principal con el presente documento es crear un instrumento que sirva de apoyo y mejora continua a futuros estudiantes y profesionales de la salud que necesiten tener en una sola guía didáctica las principales tinciones que a día de hoy se usan en la mayoría de los laboratorios para la identificación de los microorganismos.

En esta ocasión nos centraremos en las diversas tinciones que se pueden llevar a cabo según el microorganismo presente, según sean:

- **Bacterias**
- **Hongos**
- **Parásitos**

En esta guía, nos adentraremos en el campo de las tinciones en microbiología, y exploraremos **variaciones en los protocolos de tinciones** que pueden resultar de gran interés, desde colorantes alternativos hasta modificaciones en los tiempos de incubación. Descubriremos cómo las variaciones en los protocolos de tinciones pueden tener un impacto significativo en los resultados obtenidos, y cómo estas variaciones pueden adaptarse a diferentes situaciones clínicas y de investigación.

En resumen, el estudio de las tinciones en microbiología va más allá de los procedimientos estándar, y las variaciones en los protocolos de tinciones pueden ser una fuente de información valiosa y emocionante. La posibilidad de descubrir nuevos detalles sobre la estructura y composición de los microorganismos mediante la experimentación y la exploración de diferentes enfoques de tinciones abre un mundo de posibilidades sobre los microorganismos que estamos investigando.

DESARROLLO

¿QUE ES UNA TINCIÓN?

La técnica de tinción en microbiología es un elemento esencial para facilitar el trabajo a la hora de diferenciar distintos microorganismos presentes en distintas muestras biológicas, para poder establecer un diagnóstico y un tratamiento eficaz en distintas patologías que estos microorganismos pueden producir en el ser humano.

La tinción es el proceso de agregar coloración a las células o microorganismos para que puedan ser visualizados más fácilmente bajo un microscopio las distintas estructuras y las características especiales de cada microorganismo para poder establecer una clasificación definitiva.

No hay que olvidar que, a parte de las tinciones, es necesario realizar pruebas o estudios complementarios, como pruebas bioquímicas y serológicas. En la mayoría de los casos, también es necesaria una preparación previa de las muestras biológicas antes de su tinción como:

- Bacterias: Dependiendo del tipo de muestra biológica y la bacteria a estudiar se puede realizar diferentes estudios. Cómo pueden ser:
  - Hemocultivos: Se realiza detección macroscópica de volumen exacto, sin fisuras, identificación correcta para observar si hay algún crecimiento o contaminación inadecuado antes de introducir al sistema automático, para la determinación de bacterias aerobias o anaerobias y siembra en medios de cultivo.
  - Heridas, Abscesos y Úlceras: Siembra en medios de cultivo Chocolate (PVX) y Sangre (COS) en estufa de CO_2, y MacConkey (MCK) en estufa a 37°C y Schaedler (SCS) en anaerobios 37°C.
  - Orinas: Siembra en medio de cultivo adecuado, si son positivas se realiza un malditof al igual que un antibiograma (Vitek).
- Hongos: Siembra en medio de cultivo adecuado, incubación hasta la observación del crecimiento...
- Parásitos: Flotación con sulfato de Zinc, centrifugación…

Una de las primeras técnicas de tinción desarrolladas fue la tinción simple, que utiliza una única solución de colorante, como el Violeta de Cristal, para agregar color a una célula. Esta técnica fue mejorada con la tinción diferencial, que permite la visualización de diferentes tipos de células o estructuras celulares mediante el uso de más de un colorante. La técnica de tinción diferencial más conocida es la tinción de Gram. Esta técnica divide las células bacterianas en dos grupos principales, los Grampositivos y los Gramnegativos, según sus propiedades de coloración.

Otras técnicas de tinción comúnmente utilizadas en microbiología incluyen la tinción de Bacterias Ácido-Alcohol Resistentes (BAAR) de Ziehl-Neelsen (para la detección de *Mycobacterium tuberculosis*), la tinción de esporas, que permite identificar bacterias que forman esporas y la tinción de cápsulas, que ayuda a identificar microorganismos que tienen una capa externa.

LOS COLORANTES:

Los colorantes son compuestos químicos utilizados para aumentar el contraste. Existen algunos llamados colorantes vitales que pueden añadirse directamente a una preparación en fresco, por tanto, colorean células vivas. No obstante, la mayoría de los colorantes son solamente efectivos después de que los microorganismos hayan sido fijados, es decir, que se encuentren muertos y adheridos al portaobjetos.

Tipos de colorantes: Se clasifican según su estructura molecular en:

Colorantes según su origen:

1. <u>Colorantes naturales</u>: Son extraídos de animales y plantas como:
    - La hematoxilina extraída del tronco de una planta que por oxidación origina la hemateína.
    - El azul de índigo que corresponde al extracto de una leguminosa.
    - El carmín extraído de la cochinilla.

2. <u>Colorantes artificiales</u>: Son preparados artificiales obtenidos en su mayor parte de alquitrán de hulla cómo:
    - Cristal violeta.
    - Violeta de genciana.
    - Fucsina básica.
    - Ácido pícrico.
    - Azul de metileno.

Colorantes según su comportamiento químico:

Dependiendo de su estructura fisicoquímica, se unirá de una forma más estable a la estructura que tiñe, pueden ser:

1. <u>Colorantes ácidos o aniónicos</u>: Tienen una gran afinidad por las estructuras alcalinas o básicas de las células. Son colorantes citoplasmáticos ya que captan colorantes ácidos, como la eosina.

2. <u>Colorantes básicos o catiónicos</u>: Con gran afinidad por las estructuras ácidas de las células, como son los ácidos nucleicos. Por ejemplo, el azul de metileno.

3. <u>Colorantes neutros</u>: Son sales de un ácido y de una base coloreados. Tiñen el núcleo de un color y el citoplasma de otro, como el eosinato de azul de metileno.

4. <u>Colorantes indiferentes</u>: Insolubles en agua, tiñen aquellas sustancias que tienen un poder de disolución superior al del líquido empleado para preparar la solución colorante. Son los colorantes de los lípidos, por ejemplo, Sudán III, Negro Sudán, etc.

La mayoría de las técnicas de tinción requieren de los siguientes pasos:

1) Frotis.
2) Fijación muestra.
3) Coloración/Decoloración.
4) Lavados.
5) Coloración contraste (contratinción).
6) Visualización al microscopio.

CLASIFICACIÓN DE LAS TINCIONES:

La clasificación de las tinciones se basa en el tipo de colorante utilizado y en la forma en que se utilizan en las tinciones. Pudiéndolas clasificar generalmente en cuatro tipos principales y/o según los microorganismos a estudiar.

Clasificación General (ver Anexo I):

Tinciones Simples	Utiliza un solo colorante y son útiles para observar la morfología celular general de microorganismos.
Tinciones Diferenciales	Se utilizan para diferenciar entre varios tipos de organismos o estructuras celulares en las muestras.
Tinciones Estructurales	Son tinciones que incrementan el contraste en las células microbianas y revelan estructuras particulares entre las que se incluye: Las endosporas, los flagelos y las cápsulas.
Tinciones Fluorescentes	Son tinciones que utilizan compuestos que emiten luz bajo la luz ultravioleta y se utilizan para observar células en tiempo real.

Cuadro 4: Clasificación General de las Tinciones. **Fuente**: Elaboración propia.

Clasificación Según Los Microorganismos:

TINCIONES PARA BACTERIAS:

Las bacterias pueden ser esféricas (cocos), alargadas (bacilos) y con forma de espiral (espiroquetas). Además, algunas bacterias forman colonias o agregados.

La estructura celular de una bacteria típica consta de una pared celular externa que protege la célula, una membrana plasmática interna que regula el transporte de materiales dentro y fuera de la célula y el material genético que se encuentra en un solo cromosoma circular. También pueden tener flagelos para moverse y pilis para adherirse a las superficies.

Para visualización de cápsulas y flagelos debemos fijar a temperatura ambiente, ya que el calor destruye estas estructuras y desnaturaliza las proteínas. Dependiendo de esta estructura y su morfología se puede detallar la siguiente clasificación de tinciones.

Azul de metilo
Tinta china
Giemsa
Cápsula de Anthony
Leifson
Shaeffer-Fulton
Auramina-O
Auramina-Rodamina
Tinciones para Bacterias
Naranja de acridina
Warthin-Starry
Ziehl-Neelsen
Wright-Giemsa
Gram
Gomori-Methenamine Silver (GMS)
Rojo Congo

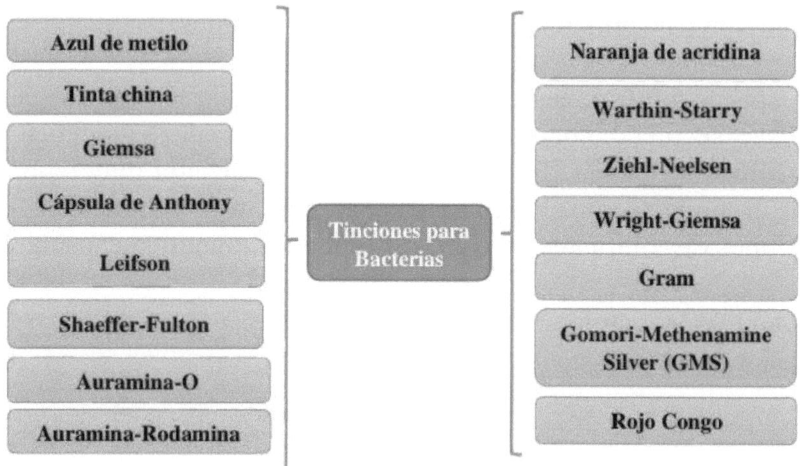

Esquema 1: Tinciones para Bacterias. **Fuente**: Elaboración propia.

TINCIÓN DE AZÚL DE METILENO/CLORURO DE METILTIONINA:

Es un método que imparte el mismo color a todos los microorganismos presentes en una muestra. Esta técnica se basa en la afinidad de cargas entre los componentes de la superficie celular y el colorante utilizado. Colorante vital.

Nos proporciona información sobre el tamaño, forma y agrupación de los microorganismos, siendo una herramienta directa, rápida y con resultados positivos. También puede utilizarse para estimar el porcentaje de células vivas en una muestra.

TINCIÓN CON TINTA CHINA/NIGROSINA (carbón coloidal):

Es una tinción simple y negativa que se utiliza para la visualización de bacterias y parásitos como el *Cryptococcus neoformans* y *Taenia solium,* entre otros. Se tiñe el fondo del campo en lugar del microorganismo en sí, lo que hace que las cápsulas que rodean a los patógenos se vean con un halo.

TINCIÓN CON GIEMSA:

Técnica de tinción diferencial utilizada para identificar y diferenciar distintas especies bacterianas. Las bacterias se fijan en un portaobjetos y se tiñen con una solución de Giemsa, que contiene una combinación de eosina y azul de metileno. La eosina tiñe el ADN y los ribosomas de las bacterias en tonos rosados, mientras que el azul de metileno tiñe los citoplasmas en tonos azules.

También se utiliza comúnmente para la detección de bacterias intracelulares, como:

- La bacteria causante de la enfermedad de Lyme (*Borrelia burgdorferi*).
- Especies intracelulares como *Chlamydia* spp. y *Rickettsia* spp.
- Detección de parásitos sanguíneos, como los que causan la malaria.

Está técnica se utiliza en el campo de la microbiología, medicina y veterinaria con fines diagnósticos y para estudios de investigación, así como para el desarrollo de nuevos antimicrobianos y terapias. Es muy útil para identificar las especies bacterianas más comunes, lo que ayuda a la elección del tratamiento antimicrobiano más adecuado.

TINCIÓN DE CÁPSULA DE ANTHONY:

Esta técnica es utilizada en laboratorios de microbiología para la identificación de bacterias encapsuladas. La presencia de cápsulas puede ser un factor importante en la virulencia de algunas bacterias, por lo que su identificación es crucial para entender la patogenicidad de estos microorganismos.

Las cápsulas son acumulaciones de material mucoso que rodean la pared celular de algunas bacterias. Estás se alteran con el calor debido a su naturaleza glucídica, por lo que en esta tinción no se realiza la fijación. Tienen un índice de refracción muy bajo, por lo que se observan muy mal al microscopio óptico y además son muy difíciles de teñir. Para su visualización requerimos de colorantes que tiñen el fondo resaltando la cápsula. Por ejemplo:

- Cristal violeta, tiñe las células bacterianas.
- Ácido fucsina u otro contraste negativo, tiñe el fondo.

TINCIÓN DE LEIFSON:

Tinción estructural que se utiliza para la observación de bacterias y especialmente para la detección de la presencia y distribución de flagelos. Los flagelos bacterianos son estructuras finas y delgadas que se extienden desde la superficie de la bacteria y les permiten moverse en el medio ambiente. Son importantes en la patogenicidad, ya que algunos microorganismos patógenos pueden moverse hacia su huésped a través de los flagelos.

Está técnica se lleva a cabo utilizando una solución de carbolfucsina y una solución de ácido tánico como mordiente. La solución de carbolfucsina tiñe los flagelos y la solución de ácido tánico actúa como un fijador ayudando en la retención del color. Después se visualiza la muestra bajo un microscopio óptico con aceite de inmersión y un aumento de 100x.

TINCIÓN DE SHAEFFER–FULTON/WIRTZ–CONKLIN:

Las esporas bacterianas tienen especial importancia al ser organelos de gran resistencia que se producen en el interior de la célula bacteriana. Reciben el nombre de endosporas.

Esta tinción es utilizada ampliamente para la identificación de bacterias esporuladas generalmente pertenecientes a los géneros *Bacillus* spp. y *Clostridium* spp. algunas de las cuales son patógenas por naturaleza, sin embargo, debido a su resistencia característica resisten a la coloración dificultando la percepción de esta. En muchos casos requieren ser observadas en cultivos de 48 horas o posteriores.

TINCIÓN CON AURAMINA O:

Utilizada para teñir Bacterias Ácido Alcohol Resistentes (BAAR) como *Mycobacterium* spp., donde se une al ácido micólico en su pared celular. Es similar a la tinción de Ziehl-Neelsen. También puede ser utilizado como una versión fluorescente del reactivo de Schiff.

TINCIÓN DE AURAMINA–RODAMINA:

Técnica utilizada para ver microorganismos acidorresistentes utilizando microscopía de fluorescencia. Cuando los compuestos específicos son iluminados con luz de alta energía, tienden a emitir una luz diferente, una frecuencia más baja como resultado de la exposición.

Los microorganismos acidorresistentes emiten una fluorescencia de color amarillo rojizo con este método. Esta tinción podría no ser tan específica de microorganismos acidorresistentes como la tinción de Ziehl-Neelsen o la tinción de Kinyoun, pero es más asequible y se utiliza a menudo como una herramienta de detección.

Los ácidos micólicos de las paredes celulares de las micobacterias poseen afinidad para los fluorocromos auramina y rodamina. Estos colorantes se fijan a las bacterias que aparecen de color amarillo o naranja brillante contra un fondo verdoso. Las muestras que pueden ser funcionales para esta tinción son:

- Esputo.
- Lavados bronquiales.
- Jugo gástrico.
- Orina.
- Líquidos estériles

Respecto a la identificación de parásitos, la tinción de Auramina-Rodamina se utiliza para identificar específicamente *Cryptosporidium* spp. La técnica se basa en la fluorescencia que muestra los quistes y ooquistes de *Cryptosporidium* spp. cuando se exponen a la luz ultravioleta.

Al aplicar esta tinción, se puede detectar la presencia de estos parásitos en muestras biológicas, como heces fecales.

TINCIÓN DE NARANJA DE ACRIDINA:

Es un colorante catiónico selectivo para los ácidos nucleicos y útil para realizar determinaciones sobre el ciclo celular. Interacciona con el ADN y el ARN por intercalación dentro de la molécula o por atracción electrostática.

Esta tinción sirve para detectar la presencia de bacterias en los hemocultivos. El fluorocromo se une al ácido nucleico ya sea en su forma nativa o desnaturalizada. El color de la fluorescencia puede variar, dependiendo del pH y de la concentración.

TINCIÓN DE WARTHIN-STARRY:

Esta técnica se basa en la capacidad de ciertas bacterias y espiroquetas de unirse a iones plata de la solución. Se basa en la afinidad de determinadas estructuras a la plata. En esta tinción, el tejido se sensibiliza antes de la aplicación del complejo de plata. Se aplica una solución acuosa de Nitrato de Plata, que se combina con el agente reductor, y se genera un complejo de plata diamina.

TINCIÓN DE ZIEHL-NEELSEN:

Técnica de coloración para identificar microorganismos Ácido-Alcohol Resistentes (BAAR). El nombre de este procedimiento de microbiología hace referencia a sus autores: Franz Ziehl y Friedrich Neelsen.

Es una técnica de coloración diferencial, lo que implica el uso de distintos colorantes con la finalidad de crear contraste entre las estructuras que se desean observar, diferenciar y posteriormente identificar. Sirve para identificar ciertos tipos de microorganismos. Algunos de estos microorganismos son micobacterias (*Mycobacterium tuberculosis*), *Nocardia* spp. y algunos parásitos unicelulares (*Cryptosporidium parvum*).

Técnicas como la tinción de Ziehl-Neelsen requieren combinaciones de colorantes con calor para fijarlo primero a la pared celular. Después requieren de un proceso de decoloración que permite obtener dos resultados: resistencia o sensibilidad a la decoloración por ácidos y alcoholes.

La tinción con carbol fucsina es mejorada en presencia de calor, debido a que la cera se derrite y las moléculas de colorante se mueven con mayor rapidez hacia el interior de la pared celular.

El ácido que se usa posteriormente sirve para decolorar las células que no fueron teñidas porque su pared no era lo suficientemente afín al colorante; por lo tanto, la fuerza del decolorante ácido es capaz de eliminar el colorante ácido. Las células que resisten esta decoloración se llaman acidorresistentes.

Tras la decoloración, se contrasta con otro colorante llamado colorante secundario.

Generalmente se utiliza el azul de metileno o el verde de malaquita. El colorante secundario tiñe el material de fondo y, en consecuencia, crea contraste a las estructuras que fueron teñidas en el primer paso. Solo las células decoloradas absorben el segundo colorante (contra-tinción) y toman su color, mientras que las células ácido-resistentes conservan el color rojo.

Este procedimiento se usa frecuentemente para la identificación de *Mycobacterium tuberculosis* y *Mycobacterium leprae*, (BAAR).

TINCIÓN DE WRIGHT–GIEMSA:

La tinción de Wright-Giemsa permite la observación de detalles morfológicos de los parásitos, como su forma, tamaño, estructuras internas y características de tinción específicas. Además, también facilita la visualización de los componentes celulares del huésped, lo que puede ser útil para el diagnóstico diferencial de ciertas infecciones parasitarias.

Son colorantes de tipo Romanowsky, que consisten en la mezcla de colorantes ácidos (eosina) y básicos (Azul de metileno, azur A, azur B y C). Ayudan a evidenciar el núcleo del parásito del paludismo, dejando que un colorante básico reaccione con otro ácido para dar lugar a un compuesto de nuevas propiedades.

Es útil para la detección de parásitos en muestras de sangre, como en el caso de la malaria (causada por *Plasmodium* spp.) o las infecciones por *Trypanosoma* spp.. También se utiliza en el análisis de muestras de líquidos corporales, como el líquido cefalorraquídeo para la detección de la enfermedad de Chagas (causada por *Trypanosoma cruzi*).

TINCIÓN DE GRAM:

Utilizada en microbiología para diferenciar bacterias en función de sus características estructurales de la pared celular. Esta tinción implica la aplicación de una serie de colorantes y soluciones químicas a las bacterias fijadas a un portaobjetos.

La diferencia entre estas dos categorías se debe a la estructura de sus paredes celulares, las bacterias Gram (+) están formadas por una capa gruesa de peptidoglucano y las bacterias Gram (–) están formada por una capa delgada de peptidoglucano y una membrana externa adicional compuesta principalmente de lipopolisacáridos.

Está tinción es útil para identificar y diferenciar rápidamente bacterias en función de la estructura de su pared celular y se utiliza ampliamente en microbiología clínica para identificar patógenos bacterianos y determinar la mejor estrategia de tratamiento antibiótico.

TINCIÓN GOMORI–METHENAMINE SILVER (GMS):

Tinción diferencial usada comúnmente para HONGOS, aunque también es posible realizarla para detección de algunas bacterias. La tinción GMS se basa en la capacidad del ion plata para formar complejos con grupos de aminas presentes en los microorganismos.

Durante el procedimiento de tinción, se aplica una serie de reactivos a la muestra, incluyendo una solución de metenamina de plata. Esta solución reacciona con los grupos aminas en los microorganismos, produciendo depósitos de plata que se vuelven visibles bajo el microscopio. El resultado de la tinción GMS es la coloración en negro o marrón oscuro de los microorganismos, contrastando con el fondo de la muestra. Esto permite una visualización clara de la estructura y la presencia de hongos en tejidos o muestras clínicas.

Es una técnica altamente efectiva para la detección de hongos, especialmente en casos de infecciones fúngicas sistémicas o en tejidos con sospecha de micosis. También se utiliza en la identificación de otros microorganismos, como algunos tipos de bacterias y amebas, en muestras clínicas relevantes.

TINCIÓN ROJO CONGO:

Es una tinción negativa que emplea una solución colorante ácida que posee una carga negativa (el colorante cede un ión hidrógeno). La carga negativa en la superficie bacteriana repele el colorante cargado negativamente, por lo que la célula permanece sin teñir contra un fondo coloreado.

A diferencia de la tinción de tinta china, en esta tinción se emplean dos reactivos, uno de ellos, el rojo Congo y el segundo es un mordente de cápsula. El colorante penetrará el cuerpo del bacilo sin lograr teñir la cápsula, por lo que se observará en el microscopio como una zona de halo trasparente rodeado de color rojo del bacilo.

El microorganismo más empleado para la realización de esta técnica es la *Klebsiella pneumoniae* (el mismo que en la tinción de tinta china).

TINCIONES PARA HONGOS:

En microbiología clínica, la identificación de los hongos es esencial para el diagnóstico y el tratamiento de las enfermedades fúngicas. Los hongos son microorganismos que, en la mayoría de los casos, actúan como putrefactores en el ciclo energético y algunos de ellos son causantes de enfermedades en humanos.

Los hongos están formados por células eucariotas. Son estructuras celulares complejas y a menudo resulta difícil identificarlos mediante técnicas convencionales de observación microscópica. Una de las técnicas más comunes para visualizar los hongos en muestras clínicas es la tinción, aplicando colorantes específicos para resaltar estructuras particulares de los organismos.

Cada tinción tiene diferentes aplicaciones y se utiliza para diferentes tipos de muestras clínicas y hongos, la elección de la técnica adecuada depende del tipo de hongo sospechoso y la muestra disponible. Además de permitir la identificación de los hongos, las tinciones también pueden ser útiles para determinar la viabilidad de los hongos, evaluar la carga fúngica y monitorear la respuesta al tratamiento.

En resumen, las tinciones son una herramienta importante en microbiología clínica para la identificación y diagnóstico preciso de hongos, lo que contribuye a mejorar la atención médica y el tratamiento de las enfermedades fúngicas.

No hay que olvidar que a menudo hay que usar técnicas complementarias a las tinciones para la identificación precisa, completa e inequívoca del hongo al que nos enfrentamos como los test bioquímicos y serológicos en colonias aisladas y un estudio de su morfología.

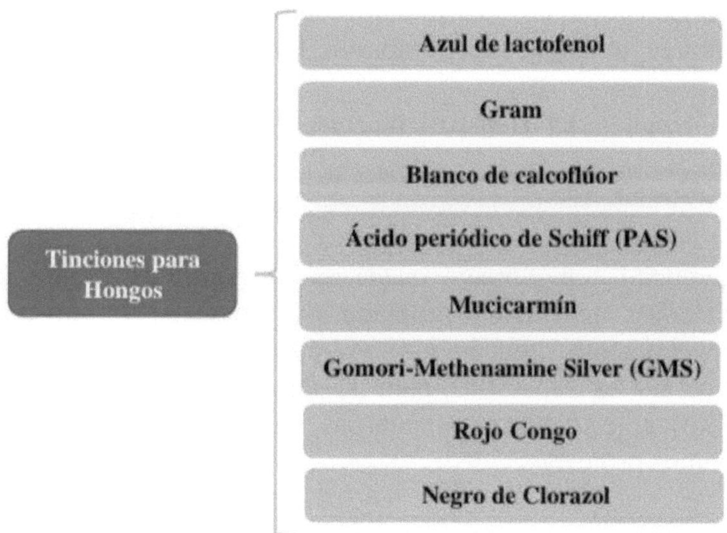

Esquema 2: Tinciones para Hongos. **Fuente**: Realización propia.

TINCIÓN AZUL DE LACTOFENOL/AZUL DE ALGODÓN:

Esta tinción está basada en la afinidad del colorante por componentes de las células, en este caso por las estructuras fúngicas. Es la mejor tinción para la observación de hongos, y la que más se usa para ello. Se realiza una identificación presuntiva o preliminar del microorganismo a partir de sus características.

El Azul de Lactofenol tiene varias características que lo hacen especial para observar las estructuras en los hongos del tipo moho obtenidos en los cultivos por aislamiento:

- El fenol destruye la flora acompañante. También desactiva las enzimas líticas en la célula e impide que ésta se rompa.
- El ácido láctico conserva las estructuras fúngicas al crear una especie de película que las protege provocado por un cambio de gradiente osmótico entre el interior y el exterior de dicha estructura.
- El azul de algodón es un colorante ácido, que tiñe el citoplasma y la quitina presente en las células fúngicas. Tiene la capacidad de adherirse a las hifas y conidios de los hongos microscópicos.
- El glicerol previene la desecación.

TINCIÓN DE GRAM:

Es una tinción diferencial. Suele usarse para teñir bacterias, ya que es la tinción por excelencia para ese tipo de microorganismos. En el apartado de HONGOS, podemos mencionar su utilidad para teñir levaduras, que suelen comportarse como Grampositivas. Permite observar la formación de blastosporas, artrosporas, hifas, pseudohifas, etc. Todos los hongos son Grampositivos, excepto *Cryptococcus* spp. que por la presencia de su cápsula, casi no toma la coloración. También es útil para teñir a algunos actinomicetos.

TINCIÓN BLANCO DE CALCOFLÚOR:

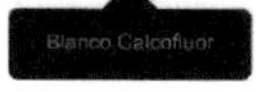

Esta tinción se basa en la propiedad que tiene de emitir fluorescencia al ser activada por radiación UV. Tiene gran afinidad por los polisacáridos (celulosa y quitina) de la pared fúngica. Tiene falsos positivos con fibras vegetales, colágeno o elastina. Facilita la observación de los elementos fúngicos al observar el patrón de brotación de estos organismos. Es un método sencillo y rápido para la identificación presuntiva y contribuye al diagnóstico temprano. Para su realización requiere:

- Fijación.
- Permeabilización: KOH al 10% (surfactante que disuelve la membrana celular).
- Montaje.

TINCIÓN ÁCIDO PERIÓDICO DE SCHIFF (PAS)/LEUCOFUCSINA:

Tinción diferencial comúnmente usada en histoquímica y para teñir la celulosa. Es una técnica de tinción utilizada para detectar la presencia de carbohidratos, especialmente glucógeno y glucoproteínas, en muestras histológicas. Aunque no es específica para la detección de parásitos, puede utilizarse para identificar estructuras parasitarias que contengan carbohidratos, como quistes de algunos protozoos.

Si se lleva a cabo sobre el tejido, el fijador recomendado es formaldehido al 10% tamponado neutro. Para frotis de sangre, el fijador recomendado es metanol. No se recomienda usar el glutaraldehído porque los grupos aldehídos libres pueden reaccionar con el reactivo de Schiff y dar falsos positivos.

Hay una reacción colorimétrica que permite la tinción de componentes celulares que contienen hidratos de carbono (algunas membranas celulares, células caliciformes del intestino, las paredes celulares de los hongos...). El Ácido Periódico de Schiff es un colorante incoloro que oxida a los glicoles, formándose grupos aldehídos que reaccionan dando un color rojo/rosa intenso. Oxida a los grupos hidroxilo (–OH) de dos carbonos cercanos, formando grupos aldehídos compuestos por carbono, oxígeno e hidrogeno.

La leucofucsina puede reaccionar con esto y dejar una tinción rojiza. También se usará Hematoxilina como colorante auxiliar para dar contraste.

Los filamentos fúngicos y esporas se ven de color rosa intenso. El cemento de algunos granos de eumicetomas (*Madurella mycetomatis*) adquiere un tinte anaranjado o amarillo. Los parásitos que contienen carbohidratos en sus estructuras, como los quistes de *Entamoeba histolytica* (amebiasis) o *Giardia lamblia* (giardiasis), pueden teñirse positivamente con la tinción de PAS.

TINCIÓN MUCICARMÍN/MUCICARMÍN DE MAYER:

Tinción simple utilizada para identificar microorganismos basándose en la coloración de la membrana celular. Para identificar microorganismos basándose en la coloración de la membrana celular, se limita a los microorganismos que tienen la membrana celular completa o parcialmente formada por polisacáridos.

Se realiza para determinar si las células que están observando están produciendo mucina. Las células productoras de mucina son muy comunes en el tracto digestivo, el tracto respiratorio y tracto reproductivo.

La molécula activa de colorante que se encuentra en la tinción es un complejo quelato formado entre los iones de aluminio catiónicos y el ácido carmínico. El ácido carmínico es una molécula de colorante natural que se aísla de los cuerpos secos de las hembras de los insectos *Coccus cacti*. Los cationes de aluminio

confieren una carga positiva global al gran complejo de carmín. Se sospecha que los mecanismos por el que este complejo tiñe selectivamente las mucinas sugieren una atracción electrostática a los grupos aniónicos de las mucinas ácidas.

Es útil para teñir *Cryptococcus neoformans*; la mucina se colorea de rosado intenso, los núcleos de negro y las cápsulas de amarillo. Se realza su cápsula rica en mucopolisacáridos ácidos, especialmente en las llamadas variedades húmedas, que son las más frecuentes. La cápsula de *Cryptococcus neoformans* se tiñe de rojo, los núcleos celulares de negro o azul y el fondo es amarillento.

TINCIÓN GOMORI–METHENAMINE SILVER (GMS):

Conocida también como tinción Grocott, tinción de plata-metanamina o tinción Grocott-Gomori.

Es el tipo de tinción especial para HONGOS que más se utiliza. Esta tinción puede usarse para teñir bacterias, mayormente en muestras de pacientes con infecciones respiratorias y neumonías. También para la identificación de la melanina.

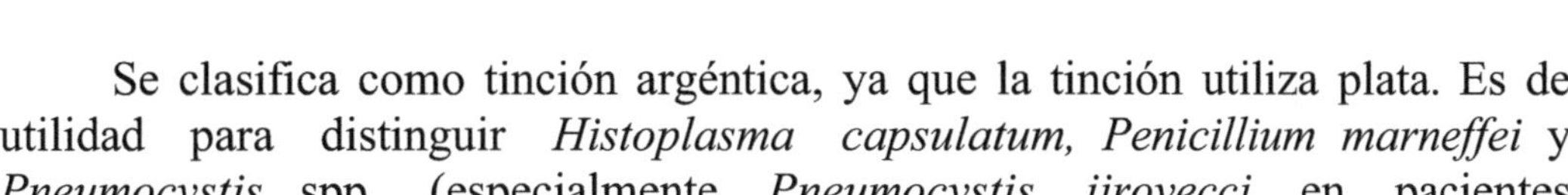

Se clasifica como tinción argéntica, ya que la tinción utiliza plata. Es de utilidad para distinguir *Histoplasma capsulatum, Penicillium marneffei* y *Pneumocystis* spp. (especialmente *Pneumocystis jirovecci* en pacientes inmunocomprometidos).

Se basa en la presencia de Ácido Periódico. Los polisacáridos de la pared celular de los hongos son oxidados a aldehídos, que a su vez reducen el complejo Nitrato-Plata Metenamina produciendo una coloración café a negra debido a la plata reducida en los lugares donde están los aldehídos.

TINCIÓN ROJO CONGO:

Tinción utilizada principalmente en bacterias, pero también es posible realizarla para la visualización de HONGOS, concretamente de levaduras.

Se debe tener especial cuidado al interpretar los resultados, ya que se pueden confundir con las gotas de grasa (no tendrán una pared celular bien definida) y los linfocitos en forma de levadura (borde peludo y un núcleo excéntrico). Para distinguir la pared celular de las levaduras, debemos fijarnos en la posición central de la pared celular de las levaduras.

TINCIÓN NEGRO DE CLORAZOL:

Esta tinción se utiliza principalmente para el diagnóstico de Onicomicosis por hongos negros (infección de la uña por hongos, muy común en personas mayores y en inmunodeprimidos), donde se podrán observar al microscopio la presencia o no de micelio o hifas fúngicas.

Los principales agentes causantes de Onicomicosis son los dermatofitos, levaduras y hongos no dermatofitos.

Como preparación previa a esta tinción, es necesario el cultivo de la muestra en un medio de cultivo adecuado, en este caso se recomienda un medio de cultivo que contenga cicloheximida, para evitar el crecimiento en el medio de cultivo de hongos ambientales que podrían suponer falsos negativos. Se debe tener una alta sospecha clínica de la infección por hongos negros, ya que normalmente estas especies son también contaminantes ambientales de otros.

TINCIONES PARA PARASITOS:

En microbiología clínica, la identificación de los parásitos es esencial para el diagnóstico y el tratamiento de las enfermedades parasitarias. Los parásitos son microorganismos que viven a expensas de otro organismo y pueden causar diversas enfermedades en los seres humanos.

Debido a que los parásitos son estructuras celulares complejas, a menudo resulta difícil identificarlos mediante técnicas convencionales de observación microscópica. Para lograr una detección precisa, es necesario llevar a cabo una preparación adecuada de las muestras clínicas, como sangre, heces, orina o tejidos, dependiendo del tipo de parásito que se busca identificar.

Una de las técnicas más comunes para visualizar los parásitos en muestras clínicas es la tinción, que consiste en la aplicación de colorantes específicos para resaltar estructuras particulares de los organismos. Entre las técnicas de tinción más utilizadas se encuentra la tinción de Giemsa, que permite la visualización de parásitos como *Plasmodium* spp. en muestras de sangre.

Cada tinción tiene diferentes aplicaciones y se utiliza para diferentes tipos de muestras clínicas y parásitos, y la elección de la técnica adecuada depende del tipo de parásito sospechoso y la muestra disponible. Además de permitir la identificación de los parásitos, las tinciones también pueden ser útiles para determinar la viabilidad de los parásitos, evaluar la carga parasitaria y monitorear la respuesta al tratamiento. Es importante tener en cuenta que diferentes tinciones pueden ser más efectivas para detectar ciertos tipos de parásitos que otros, y la elección de la tinción debe ser guiada por la experiencia del microbiólogo.

Además, es importante considerar factores como la edad, el sexo, la ubicación geográfica y los antecedentes de viajes del paciente al interpretar los resultados de las pruebas. La presencia de determinados tipos de parásitos puede ser más común en ciertas regiones del mundo, y los resultados pueden variar según la edad o el sexo del paciente.

Otro factor importante para considerar es la sensibilidad y especificidad de la prueba utilizada para detectar el parásito. No todas las pruebas tienen la misma precisión, y los resultados pueden variar dependiendo de la técnica utilizada. Es fundamental que los profesionales de la salud estén familiarizados con las limitaciones y posibles errores de las pruebas utilizadas para detectar parásitos, y que se realice una interpretación cuidadosa de los resultados.

En Parasitología, es importante seguir una regla de oro que consiste en recuperar, identificar y demostrar el parásito para determinar la causa de la infección o enfermedad. Esto se puede hacer a través de:

- Métodos directos: Identificación del parásito o sus productos de reproducción.
- Métodos indirectos: Pruebas serológicas y otras pruebas para llegar a un diagnóstico probable.

La decisión de solicitar una prueba depende de varios factores:

- Disponibilidad de personal técnico capacitado.
- Tecnología, metodología y equipos disponibles.
- Importancia clínica de los resultados.
- Tipo de población que se atiende.
- Costes asociados

Todos estos factores deben ser considerados cuidadosamente antes de decidir qué exámenes solicitar.

Es importante tener un conocimiento básico para la solicitud de las pruebas:

- Ciclo de vida de parásitos autóctonos.
- Hábitat en el huésped.
- Manifestaciones clínicas.
- Formas de transmisión.

Se pueden enviar diferentes tipos de muestras al laboratorio para demostrar la presencia de parásitos:

- Esputo.
- Excreciones.
- Pus.
- LCR.
- Esputo.
- Excreciones.
- Pus.
- LCR.
- Biopsias de tejidos.
- Aspirados.
- Parásitos in toto.

Por ejemplo, el examen de heces puede mostrar parásitos que se encuentran en diferentes partes del cuerpo, como los intestinos, el hígado, la sangre o los pulmones.

Las tinciones para la identificación de parásitos pueden clasificarse como efímeras o permanentes, dependiendo de si el espécimen se monta en un medio de montaje o se fija en una preparación permanente.

- Tinciones efímeras: Para examen de especímenes en fresco, como sangre o heces, y no implican la fijación o montaje permanente del espécimen. Estas tinciones son de rápida ejecución y se utilizan para la visualización inmediata del parásito, por lo que no permiten la observación detallada de la estructura fina. Por ejemplo: Tinción de Lugol y Tinción de Merbromina.

- Tinciones permanentes: Implican la fijación y montaje permanente del espécimen en un medio de montaje. Se utilizan para una visualización más detallada de la estructura de los parásitos y permiten una observación más precisa de la morfología y características específicas de los parásitos. Por ejemplo: Tinción de Hematoxilina-Eosina (H&E) y Tinción de Giemsa.

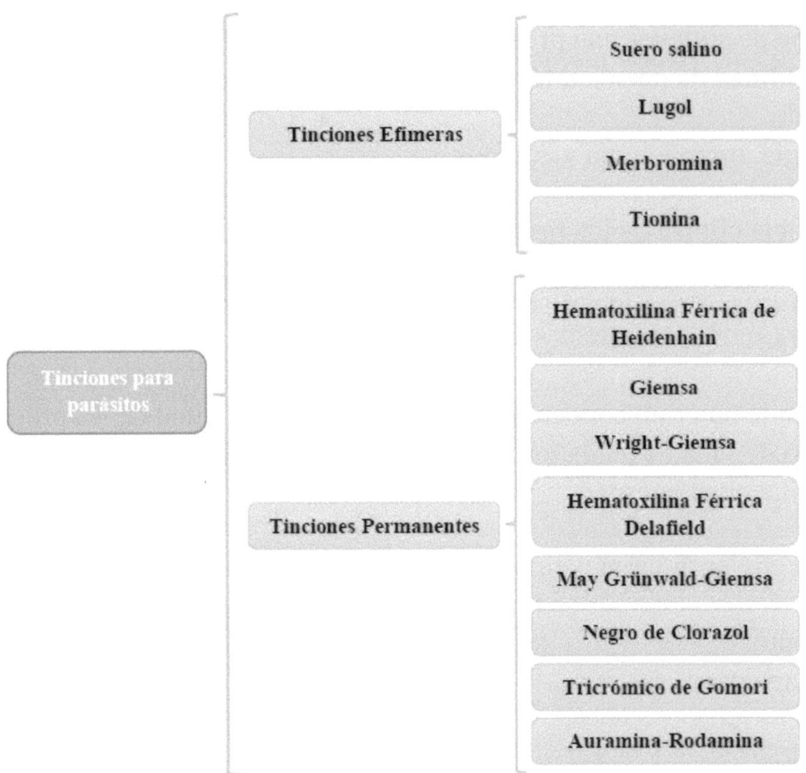

Esquema 3: Tinciones para Parásitos. **Fuente**: Realización propia.

TINCIONES EFÍMERAS:

EXAMEN MICROSCÓPICO DIRECTO CON SUERO SALINO:

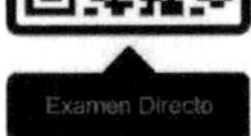

Es una técnica comúnmente utilizada en microbiología y parasitología para observar muestras biológicas en busca de microorganismos o parásitos. El objetivo principal es detectar y visualizar de manera directa la presencia de microorganismos como bacterias, hongos o parásitos en una muestra clínica, como esputo, líquido cefalorraquídeo, orina, heces u otros fluidos corporales. es una técnica inicial y rápida para detectar la presencia de microorganismos o parásitos en una muestra clínica. Algunas de sus ventajas son:

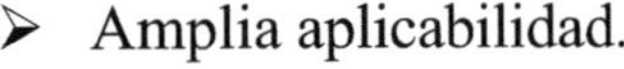

- Amplia aplicabilidad.
- Accesibilidad y bajo costo.
- Identificación preliminar.
- Observación en tiempo real.

Aunque el examen microscópico directo es una técnica valiosa, tiene limitaciones en términos de sensibilidad y especificidad. Algunos microorganismos o parásitos pueden ser difíciles de detectar debido a su baja concentración en la muestra o a su similitud morfológica con otros elementos presentes. A menudo se utiliza en combinación con otras pruebas de laboratorio, como cultivos microbiológicos o pruebas moleculares, para obtener un diagnóstico más preciso y completo.

TINCIÓN DE LUGOL:

Descubierta por el médico francés Jean Guillaume Auguste Lugol en 1829 mientras buscaba un método para tratar el bocio, una enfermedad de la tiroides que causa un agrandamiento del cuello. Observó que la aplicación de yodo a la tiroides disminuyó el tamaño del bocio. A partir de este descubrimiento, Lugol comenzó a experimentar con la tinción de yodo en diferentes aplicaciones médicas. Esta técnica se utiliza en la identificación de parásitos y otros organismos microscópicos, principalmente en muestras de heces.

Es ampliamente utilizada para identificación de parásitos, especialmente protozoos y algunos tipos de helmintos. Esta tinción se basa en el uso de una solución yodada que tiñe ciertos componentes celulares de los parásitos, lo que facilita su observación y reconocimiento en muestras clínicas o de laboratorio. Su utilidad radica en su capacidad para resaltar estructuras específicas de los parásitos, lo que permite una identificación más precisa.

En el caso de los protozoos, resalta sus núcleos, membranas celulares, vacuolas, flagelos o estructuras de locomoción, lo que ayuda a distinguir diferentes especies y determinar su estado de desarrollo. En los helmintos, destaca características como ganchos, espinas o estructuras reproductivas. Además de su utilidad en la identificación de parásitos, la tinción de Lugol también puede proporcionar información relevante sobre la viabilidad y la morfología de los organismos parásitos. Esto es especialmente útil en el diagnóstico de enfermedades parasitarias, ya que permite diferenciar parásitos vivos de estructuras inactivas o detritos.

Es una tinción temporal que puede realizarse directamente en la muestra de heces sin necesidad de fijación ni montaje permanente. Al ser temporal se desvanece con el tiempo, por lo tanto, se recomienda examinar las muestras teñidas lo antes posible después de la aplicación de la tinción para obtener los mejores resultados.

TINCIÓN DE MERBROMINA/MERCUROCROMO:

La merbromina es un compuesto que contiene mercurio y bromo, y fue desarrollado como un antiséptico y desinfectante en la década de 1920. Aunque la merbromina ha sido utilizada en el pasado para teñir y visualizar parásitos en muestras clínicas, su uso ha disminuido debido a preocupaciones relacionadas con la toxicidad del mercurio. El mercurio es un metal pesado que puede ser perjudicial para la salud humana y el medio ambiente.

Es útil para la identificación preliminar de microorganismos, pero no se obtiene una identificación definitiva. En esta técnica, se utiliza un colorante llamado merbromina que se une a las células del parásito y las tiñe de color rojo. Es una técnica de tinción "negativa" porque las estructuras del parásito se destacan incoloras sobre el fondo teñido con el tinte utilizado.

Algunos de los microorganismos para los que se ha utilizado la tinción de merbromina incluyen:

- *Trichomonas vaginalis*: Protozoo que causa tricomoniasis, que es una infección vaginal.
- *Gardnerella vaginalis*: Bacteria asociada con la vaginosis bacteriana, que es una infección vaginal común.
- *Candida* spp.: Pueden causar infecciones por levaduras, como la candidiasis vaginal.

TINCIÓN DE TIONINA:

Conocida como tinción de Azur B, es utilizada en microbiología y parasitología para la identificación de parásitos y otros microorganismos. Fue desarrollada por el científico alemán Paul Ehrlich a fines del siglo XIX. Es útil para teñir parásitos, como protozoos y formas larvarias de los helmintos, y para resaltar

Álvarez Yepes, Virginia
Ortega Durán, Sonia
Tapia Jaramillo, Jenny Fernanda

otras estructuras en muestras clínicas y de laboratorio.

El colorante se adhiere a los componentes ácidos de las células, logrando una mejor visualización y distinción de los parásitos bajo el microscopio. Permite teñir el citoplasma de los protozoarios con un color rojo-azulado, lo que facilita la identificación de los elementos parasitarios y sus estructuras internas. La Tionina es un colorante muy útil debido a sus propiedades metacromáticas, que permiten que sea utilizado no solo como un colorante vital para la identificación de parásitos vivos, sino también para teñir cortes de tejido humano.

Es una técnica de tinción sencilla y efectiva para detectar parásitos en muestras fecales. En la actualidad ha sido reemplazada en gran medida por técnicas de tinción más modernas y específicas, como la tinción de Giemsa, que ofrecen una mayor resolución y sensibilidad.

❖ TINCIONES PERMANENTES:

TINCIÓN DE HEMATOXILINA FÉRRICA DE HEIDENHAIN:

La tinción de Hematoxilina Férrica de Heidenhain fue desarrollada por el histólogo alemán Richard Heidenhain a finales del siglo XIX. Se utiliza para resaltar estructuras intracelulares que contienen hierro. El fundamento de esta técnica se basa en la capacidad de la hematoxilina para teñir los núcleos celulares y la capacidad del ferrocianuro de potasio para unir a los iones de hierro presentes.

Al microscopio, los parásitos teñidos con HFH aparecen de color azul oscuro o negro debido a la afinidad de la hematoxilina férrica por los ácidos nucleicos. Es particularmente útil en la detección de *Cryptosporidium* spp., un parásito que causa la enfermedad criptosporidiosis, y *Cyclospora* spp., un parásito que causa la enfermedad cyclosporiasis. Estos parásitos son difíciles de identificar utilizando métodos de tinción convencionales.

TINCIÓN DE GIEMSA:

La tinción de Giemsa fue desarrollada por el científico alemán Gustav Giemsa. Giemsa era un microbiólogo y médico que trabajó en el Instituto Robert Koch a fines del siglo XIX y principios del siglo XX. En 1904, Giemsa presentó una técnica de tinción basada en una combinación de eosina y azul de metileno para la observación de los parásitos de la malaria en muestras de sangre. Esta técnica posteriormente se conoció como tinción de Giemsa y se convirtió en un método ampliamente utilizado en microbiología y hematología para la visualización de parásitos, como *Plasmodium* spp. (causante de la malaria) y *Trypanosoma* spp. (causante de la enfermedad del sueño y la enfermedad de Chagas), así como para la observación de estructuras celulares y cromosomas.

La técnica implica la preparación de una solución de tinción con un colorante a base de eosina y azur B, y las muestras se tiñen con esta solución para permitir la observación microscópica de los parásitos y células sanguíneas. Es una tinción diferencial que resalta las estructuras celulares y los parásitos de manera distinta, lo que facilita su identificación y análisis.

TINCIÓN WRIGHT–GIEMSA:

La tinción Wright-Giemsa, es utilizada en hematología y parasitología para la observación de células sanguíneas y la identificación de parásitos. Aunque la tinción de Giemsa fue desarrollada por Gustav Giemsa, la tinción Wright-Giemsa es el resultado de la combinación de las contribuciones de varios científicos.

El científico estadounidense James Homer Wright descubrió la técnica comúnmente conocida como tinción de Wright en la década de 1900. Wright obtuvo una solución de eosina y azul de metileno para teñir y diferenciar los diferentes tipos de células sanguíneas, permitiendo la observación de los glóbulos rojos, glóbulos blancos y plaquetas en una muestra de sangre. Posteriormente, la tinción de Wright fue modificada por varios investigadores, y se introdujeron mejoras y ajustes en la técnica. Finalmente, se combinaron las técnicas de Wright y Giemsa para crear la tinción Wright-Giemsa, que combina los beneficios de ambos métodos.

La tinción Wright-Giemsa se utiliza en la actualidad como una técnica versátil en el campo de la hematología y la microbiología, resultando la observación y el análisis de células sanguíneas, parásitos y otras estructuras celulares. Ambas soluciones tienen propiedades complementarias que permiten una mejor observación de los parásitos bajo el microscopio. La tinción de Wright tiñe los componentes ácidos de las células, como los núcleos y los gránulos citoplasmáticos, mientras que la tinción de Giemsa tiñe los componentes básicos de las células, como el citoplasma y las estructuras intracelulares.

La tinción de Wright-Giemsa se utiliza para la identificación de una amplia gama de parásitos, incluidos protozoos, helmintos y artrópodos. Algunos de los parásitos que se pueden identificar mediante esta técnica incluyen:

Protozoos:
Plasmodium spp. (malaria).
Trypanosoma spp. (enfermedad de Chagas y enfermedad del sueño).
Leishmania spp. (leishmaniasis).
Toxoplasma gondii (toxoplasmosis).
Entamoeba histolytica (amebiasis).
Giardia lamblia (giardiasis).
Trichomonas vaginalis (tricomoniasis).

Artrópodos:
Sarcoptes scabiei (sarna).
Pediculus humanus (piojo).
Phthirus pubis (ladilla).

Helmintos:
Ascaris lumbricoides (lombriz intestinal).
Enterobius vermicularis (oxiuros).
Taenia spp. (tenias).
Trichuris trichiura (tricocéfalo).
Strongyloides stercoralis (anguilulosis).
Ancylostoma duodenale y *Necator americanus* (uncinariasis).

TINCIÓN DE HEMATOXILINA FÉRRICA DELAFIELD:

Esta técnica fue desarrollada por George Washington Delafield, un patólogo estadounidense, en el siglo XIX. Conocido por su contribución en el campo de las técnicas de tinción en histología. Esta técnica, que lleva su nombre, se utiliza para resaltar estructuras nucleares y tejidos en muestras histológicas, siendo muy utilizada en laboratorios de patología hasta el día de hoy.

Es una técnica de tinción que se utiliza para identificar los parásitos en muestras de tejido. En esta tinción, la hematoxilina actúa como colorante básico y se une a los componentes ácidos del tejido, mientras que la solución de hierro férrico actúa como un mordiente que fija la tinción en el tejido. Esto produce una coloración permanente en la muestra, lo que permite la observación y análisis de los parásitos presentes en la muestra de forma duradera.

Es utilizada comúnmente en la identificación de diversos tipos de helmintos cestodos y trematodos coloreando sus estructuras internas de especímenes fragmentados o adultos. En especial es muy utilizada en el diagnóstico de Microfilarias, *Wuchereria bancrofti* y *Brugia malayi.*

TINCIÓN DE MAY-GRUNWALD GIEMSA:

La tinción de May-Grünwald Giemsa es una técnica de tinción utilizada en el campo de la microbiología y la parasitología para identificar parásitos en muestras biológicas. Esta técnica combina las tinciones de May-Grünwald y Giemsa para resaltar diferentes estructuras celulares y parásitos en las muestras. Se utiliza para la identificación de parásitos en muestras de sangre y otros tejidos. Esta técnica se basa en la capacidad de los colorantes May-Grünwald y Giemsa para teñir diferentes componentes celulares con diferentes colores.

La tinción comienza con la fijación de la muestra en un portaobjetos, seguida de la aplicación de la solución de tinción de May Grünwald. A continuación, se aplica la solución de tinción de Giemsa, que contiene una mezcla de eosina y azul de metileno. Estos colorantes se unen a diferentes componentes celulares y producen diferentes colores, lo que permite distinguir diferentes tipos de células y estructuras celulares. En esta tinción, los núcleos de los parásitos se tiñen de color morado oscuro, mientras que las estructuras citoplasmáticas y las inclusiones celulares se tiñen de color rosa o azul claro.

TINCIÓN DE NEGRO CLORAZOL:

Es un colorante biológico, selectivo con la quitina y descrito en 1987 como un colorante botánico. Es útil en la identificación de hongos y parásitos coloreando la cutícula de quitina que presentan. Se fija a la cutícula dando diferentes tonos de coloración que hacen aparecer los más finos detalles. La cutícula es una capa protectora externa del cuerpo de los parásitos y de la pared de las hifas en los hongos, y se compone principalmente de proteínas y lípidos. Se considera una técnica de tinción permanente especialmente para la observación de trofozoítos y quistes.

TINCIÓN DE TRICRÓMICO DE GOMORI/GOMORI–WHEATLEY:

Esta tinción fue desarrollada por el patólogo estadounidense George Gomori en la década de 1950, posteriormente modificado por Wheatley. Gomori buscó una técnica de tinción que permitiera visualizar con diversidad de componentes celulares, como colágeno, músculos, tejido conjuntivo y fibras reticulares.

En la tinción de Tricrómico de Gomori, los parásitos y las estructuras celulares se tiñen de diferentes colores, lo que permite su identificación y visualización clara bajo un microscopio. Es utilizada para la identificación de parásitos y otros microorganismos en muestras biológicas:

- Protozoos: *Entamoeba histolytica, Giardia lamblia, Cryptosporidium* spp., *Toxoplasma gondii* y otros.
- Hongos: *Pneumocystis jirovecii,* causante de neumonía en pacientes inmunocomprometidos.
- Bacterias: No es la técnica de tinción más utilizada.
- Otros parásitos: Es útil en la identificación de otros tipos de parásitos, como helmintos (gusanos) y ectoparásitos (ácaros).

Algunas limitaciones de la tinción tricrómica de Wheatley:

- ✓ Los huevos y larvas de helmintos no pueden teñirse permanentemente.
- ✓ Para identificar y examinar los protozoos, la tinción requiere un gran aumento y, bajo inmersión en aceite,
- ✓ Las esporas de microsporidios no se pueden ver con el frotis teñido con Tricrómico de Wheatley.algunas morfologías de los protozoos pueden perderse o pasarse por alto.
- ✓ Algunos protozoos no se pueden identificar con la tinción Tricrómica de Wheatley, como *Cryptosporidium parvum* y *Cyclospora cayetanensis*.

TINCIÓN DE AURAMINA–RODAMINA:

El descubrimiento de la tinción de Auramina-Rodamina se remonta a la década de 1980. En ese momento, se buscó una forma efectiva de identificar y detectar la presencia de *Cryptosporidium* spp. en las heces de los pacientes. Hasta entonces, el diagnóstico se basó principalmente en la visualización de los parásitos mediante la tinción de ácido rápido (Kinyoun o Ziehl-Neelsen), que requería la observación microscópica de muestras teñidas con técnicas de tinción específicas.

En 1984, el Dr. Charles Sterling, un investigador estadounidense, desarrolló una nueva técnica de tinción utilizando Auramina-Rodamina. La Auramina-Rodamina es un colorante fluorescente que se adhiere a las estructuras ácidas presentes en los parásitos de *Cryptosporidium* spp., lo que permite su visualización bajo un microscopio de fluorescencia.

La técnica de tinción Auramina-Rodamina se basa en la capacidad de estos colorantes fluorescentes para unirse a ciertos componentes celulares de las bacterias. La auramina O, un colorante amarillo fluorescente, se adhiere a los ácidos micólicos presentes en la pared celular de las Bacterias Ácido-Alcohol Resistente, como *Mycobacterium tuberculosis*. Luego, se utiliza un contraste llamado rodamina para intensificar la fluorescencia de la auramina O y mejorar la visualización. La técnica se basa en la fluorescencia que muestran los quistes y ooquistes de *Cryptosporidium* spp. cuando se exponen a la luz ultravioleta.

VARIACIONES DE TINCIONES:

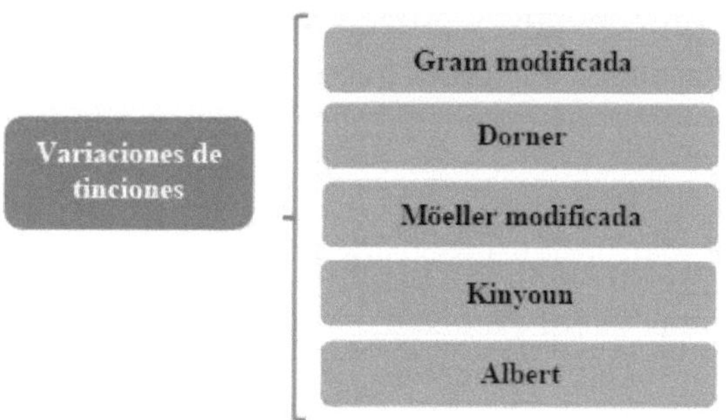

Esquema 4. Variaciones de tinciones. **Fuente**. Realización propia.

TINCIÓN GRAM MODIFICADA:

Este tipo de variación de la tinción Gram original consiste en añadir 1 o 2 gotas de bicarbonato de sodio al colorante Violeta de genciana, modificando así la composición de los reactivos para adaptarlos a ciertas condiciones específicas como la composición de su pared celular y favorecer la impregnación del colorante en la bacteria. Otro cambio importante en la modificación de los reactivos para llevar a cabo esta variación de la tinción es el empleo del colorante FUCSINA BÁSICA en lugar de SAFRANINA. También es posible modificar las concentraciones y los tiempos de exposición a los reactivos.

TINCIÓN DE DORNER (SHAEFFR–FULTON MODIFICADA):

La variación de esta tinción podemos verla a partir de la extensión y el secado con calor suave que se realiza como último paso en la tinción original y da paso a la visualización al microscopio con un objetivo 100X con inmersión. En esta versión modificada se continua con la tinción cubriendo con una tira de papel de filtro a la que se le agrega Fucsina-fenicada. Se calienta 5-7 minutos con el mechero Bunsen hasta desprender vapores. Se retira el papel, se lava con agua y se seca con papel absorbente. Una vez secado con el papel absorbente se cubre el frotis con una película delgada de nigrosina al 10% y se extiende este tinte con la ayuda de otro portaobjetos.

TINCIÓN MÖELLER MODIFICADA:

En esta tinción se elimina el paso del calentamiento y se sustituye por la adición de dos gotas del surfactante Tergitol 7 por cada 10ml de solución de carbol fucsina-fenicada. Se consigue la coloración de las esporas, que brinda una información muy valiosa y útil para la identificación del patógeno, ya que su presencia, su forma, ubicación dentro del bacilo y la capacidad de deformar la célula vegetativa o no, pueden orientarnos sobre la especie involucrada dentro de un determinado género. Algunos ejemplos: *Clostridium difficile*, *Clostridium tertium*, *Clostridium tetani*, *Clostridium botulinum*, *Clostridium histolyticum*, *Clostridium novy* y *Clostridium septicum*, *Clostridium sordelli*.

TINCIÓN KINYOUN/ZIEHL–NEELSEN MODIFICADA:

La tinción de Ziehl-Neelsen modificada fue desarrollada por Franz Ziehl y Friedrich Neelsen en el año 1882. Ellos diseñaron esta técnica como una variante de la tinción de Ziehl-Neelsen original, que se utilizaba para la detección de Bacterias Ácido-Alcohol Resistente, especialmente el bacilo de la tuberculosis (*Mycobacterium tuberculosis*). Friedrich Neelsen introdujo por primera vez la tinción de carbol fucsina en 1882, que se obtuvo para la identificación de la Bacteria Ácido-Alcohol Resistente en muestras clínicas de tuberculosis.

Z-N modificada

Existen diferencias entre la tinción Ziehl-Neelsen modificada y la tinción Ziehl-Neelsen original en cuanto a los componentes y procedimientos utilizados. La principal diferencia es el uso o no de calor en las técnicas. Mientras que la técnica original requiere calentar el colorante primario, en la tinción de Kinyoun no es necesario, es por ello llamada variante "en frío". Otras diferencias incluyen:

- **Colorantes primarios:** En la tinción original, se utiliza fucsina básica (también conocida como fucsina Ziehl-Neelsen), mientras que en la modificada se emplea carbol fucsina (fucsina fenicada). El carbol fucsina es una fucsina básica disuelta en una solución de fenol y alcohol, lo que facilita la penetración de la tinción en las células bacterianas.

Tinción Kinyoun

- **Decoloración:** En la tinción original, se utiliza una solución de ácido clorhídrico o ácido sulfúrico para la decoloración, mientras que en la modificada se emplea una solución de ácido-alcohol. El ácido-alcohol tiene un efecto más suave en la decoloración y ayuda a evitar la pérdida excesiva de la tinción en las Bacterias Ácido-Alcohol Resistente.

- **Contraste:** En la tinción original, se utiliza azul de metileno como colorante de contraste, mientras que en la modificada se puede utilizar tanto el azul de metileno como el verde de malaquita. Estos colorantes ayudan a resaltar las bacterias y contrastar con el color rojo de la tinción primaria.

Esta tinción no es específica para la identificación de parásitos distintos de *Mycobacterium tuberculosis*. Sin embargo, hay otros parásitos que pueden presentar características de Ácido-Alcohol Resistente y pueden ser detectados de manera indirecta en algunas muestras utilizando esta tinción. Por ejemplo:

- *Cryptosporidium* spp.: Causa la criptosporidiosis, puede mostrar resistencia al ácido-alcohol y se puede observar cómo pequeñas estructuras redondas u ovaladas en muestras fecales. Es un protozoo intestinal de elevada prevalencia a nivel mundial que produce diarrea acuosa con tendencia a la recurrencia en niños y personas inmunodeprimidas.
- *Cyclospora* spp. e *Isospora* spp: Suelen producir diarrea persistente, sobre todo en pacientes inmunocomprometidos o con infección por el VIH (principalmente *Isospora* spp.).

La tinción de Ziehl-Neelsen modificado, tiñe los ooquistes de rosa y los esporontes o esporoblastos de rojo.

TINCIÓN DE ALBERT:

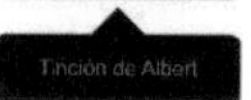

Los gránulos metacromáticos son comunes en ciertas bacterias, como las *Corynebacterium* spp., espirilos y bacilos lácticos, y su presencia se utiliza para identificar estas bacterias. Estos gránulos tienen una afinidad más fuerte por colorantes básicos, como la fucsina básica, el cristal violeta, el azul de metileno o el verde de malaquita, que el resto de la célula.

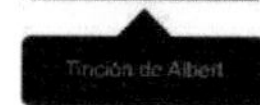

Como resultado, estos gránulos se tiñen de un color diferente al color original del colorante, lo que se conoce como metacromasia. Cuando se tiñen con el colorante de Albert, que contiene verde de malaquita, se observan con un tono café verdoso oscuro. Al finalizar la aplicación de esta técnica, los microorganismos que contengan gránulos metacromáticos positivos exhibirán un citoplasma teñido de un color verde claro y los gránulos se observarán de un color azul oscuro. Además, es importante tener en cuenta y diferenciar la morfología y disposición característica de cada microorganismo utilizado, como es el caso de *Corynebacterium xerosis*.

CONCLUSIÓN

En conclusión, la microbiología clínica y las tinciones son elementos indispensables en el diagnóstico y tratamiento de enfermedades infecciosas en humanos. Las tinciones permiten identificar y diferenciar diversos microorganismos presentes en muestras clínicas, brindando información vital para el diagnóstico preciso. Además, estas técnicas facilitan el estudio de las características morfológicas y estructurales de los microorganismos, su interacción con el entorno y su capacidad de causar enfermedades.

El proceso de diagnóstico en microbiología tiene diferentes fases, desde la recolección de la muestra hasta la emisión de los resultados, y requiere cumplir con estándares rigurosos de manejo y manipulación de las muestras. La automatización del laboratorio y el uso de técnicas de diagnóstico rápido han mejorado la eficiencia y precisión en el análisis de las muestras, agilizando el proceso de diagnóstico.

Las tinciones en microbiología tienen múltiples aplicaciones, incluyendo la identificación de microorganismos, la diferenciación entre diferentes especies, el estudio de su morfología y estructura, el monitoreo del tratamiento y la investigación científica. Estas técnicas permiten obtener resultados confiables y contribuir al avance del conocimiento en el campo de las enfermedades infecciosas.

Es esencial seguir los procedimientos y recomendaciones adecuadas en el manejo de las muestras y la realización de las tinciones para garantizar la calidad de los resultados y la atención médica. La correcta ejecución de estas técnicas es fundamental para obtener información precisa que respalda la toma de decisiones clínicas y el diseño de estrategias terapéuticas efectivas.

BIBLIOGRAFÍA

- Paratecnicosdelaboratorio.blogspot.com. (2014). Tinción Azul de Lactofenol o Azul de algodón. Recuperado de: http://paratecnicosdelaboratorio.blogspot.com/2014/10/tincion-azul-de-lactofenol-o-azul.html
- Lifeeder.com. Tinción de Esporas. Recuperado de: https://www.lifeder.com/tincion-de-esporas/
- Wikipedia.org. Tinción de plata con metenamina de Grocott. Recuperado de: https://en.wikipedia.org/wiki/Grocott%27s_methenamine_silver_stain
- Tecnicashistologicas.com. Warthin-Starry. Recuperado de: http://www.tecnicashistologicas.com/Warthinstarry.html
- Es.wikipedia.org. Plata metanamina de Gomori. Recuperado de: https://es.wikipedia.org/wiki/Plata_metanamina_de_Gomori
- Labdemicrobiologia.wixsite.com. Tinción de Azul de algodón. Recuperado de: https://labdemicrobiologia.wixsite.com/scientist-site/blank-nzn6g#:~:text=La%20tinci%C3%B3
- Rojas Correa, LJ (2014). Identificación y Caracterización de Microorganismos en un Laboratorio de Microbiología (Trabajo de grado). Pontificia Universidad Javeriana. Recupera de: https://repository.javeriana.edu.co/bitstream/handle/10554/15440/RojasCorreaLauraJohanna2014.pdf?sequence=3
- Fisher Scientific. (sf). Kit de tinción de plata con metenamina (IFU21507). Recuperado de: https://assets.fish
- Docencia Microbiología UMH. (sf). Tinciones para hongos. Recuperado de: https://docenciamicrobiologia.umh.es/indice-de-practicas/8-observacion-microscopica/tinciones-para-hongos/#:~:text=Tinciones%20para%20hongos-,Tinciones%20para%20hongos,y%20gemaci%C3%B3n%20de%20las%20c%C3%A9lulas
- Agudo, R., y Nieves, E. (2011). El azul de algodón es un colorante polivalente para la demostración de estructuras biológicas, pero puede producir deterioro de la salud. Revista de la Sociedad Venezolana de Microbiología, 31(1), 63-66. Recuperado de:: http://ve.scielo.org/scielo.php?script=sci_arttext&pid=S1316-33612011000100009
- Borda, E., Franco, M., y Forastiero, M. (2006). Tinción de Hematoxilina-Floxina-Safranina en Cortes Histológicos: Evaluación de la Fiabilidad de la Técnica en la Observación de la Fibrosis Renal. Medicina (Buenos Aires), 66(1), 47-52. Recuperado de: http://www.scielo.org.ar/scielo.php?script=sci_arttext&pid=S0325-75412006000100002
- León-Sicairos, N., Reyes-Ramírez, A., Ledesma-Soto, Y., López-Soto, F., Vázquez-Contreras, E., y Yépiz-Plascencia, G. (2009). Revisión sobre técnicas para el diagnóstico de Chlamydia trachomatis. Revista Latinoamericana de Microbiología, 51(3-4), 97-103. Recuperado de: https://www.redalyc.org/pdf/2130/213016797002.pdf
- Romero Cabello, R. (2007). Microbiología y Parasitología Humana (3a ed.). Panamericana.
- Becerril, MA (2014). Parasitología médica (4a ed.). McGraw Hill.
- Atias, A. (1998). Parasitología médica. Mediterráneo.
- López Páez, MC, Corredor Arjona, A., & Nicholls Orejuela, RS (2006). Atlas de parasitología. Manual moderno.
- Puerta Jiménez, I., & Vicente Romero, MR (2015). Parasitología en laboratorio: Guía básica de diagnóstico. 3Ciencias.
- Montoya Palacio, MN, Gómez Calderín, VA, & Agudelo López, SP (2011). Atlas de Parasitología. Corporación para investigaciones biológicas.

- Merlos, MC (2016). Curso Parasitología Agosto 2016.
- Instituto Nacional de Salud. (2003). Manual de procedimientos de laboratorio para el diagnóstico de los parásitos intestinales del hombre (Serie de Normas Técnicas Nº37). Lima.
- Lupo, C. Manual de tinciones especiales (1ª ed.). DiaPath.
- My Pathology Report. (s.f.). Mucicarmine. En Pathology Dictionary. Recuperado el 13 de noviembre de 2021, de: https://www.mypathologyreport.ca/es/pathology-dictionary/mucicarmine.
- Vega-Cornejo, G., Fuenzalida-Valdivia, V., Guerrero, G., Fuentes-Benítez, M., & Cruz-Benítez, D. (2021). Desarrollo de una escala de percepción de la calidad de atención en servicios clínicos. En Memorias Convención Internacional de Salud Bucal (CIBAMANZ 2021). Cienfuegos, Cuba: Ediciones CIBAMANZ. Recuperado de: https://cibamanz2021.sld.cu/index.php/cibamanz/cibamanz2021/paper/viewFile/289/221
- Leica Biosystems. (2021). Special Stain Techniques for the Evaluation of Mucins. Recuperado el 28 de noviembre de 2021, de: https://www.leicabiosystems.com/es/knowledge-pathway/special-stain-techniques-for-the-evaluation-of-mucins/
- Revista Médica (2017, septiembre 12). Tinciones para detección de hongos: técnica de Grocott. Revista Médica, 2(1), 1-4.de: https://revistamedica.com/tinciones-deteccion-hongos-tecnica-de-grocott/
- Herrera, R. (s.f.). Grocott-Gomori. Técnicas Histológicas. Recuperado de: http://www.tecnicashistologicas.com/Gms.html
- Sociedad Argentina de citología.(s.f.). Técnica de coloración de Grocott.[oline]. Recuperado el 2 de julio del 2021 de: https://sociedaddecitologia.org.ar/ficha-coloracion-de-grocott/#:~:text=La%20tinci%C3%B3n%20de%20Grocott%20se,inmuno%20comprometidos%20o%20con%20HIV
- Lavamerex. (S.f.). Automatización de laboratorio clínico. [Online]. Recuperado el 2 de julio de 2021 de: http://www.labamerex.com/novedad022.htm.
- RTVE. (2019,5 de junio). La cochinilla un tesoro en peligro de extinción. [Archivo de vídeo]. Recuperado el 2 de julio de 2021: https://www.rtve.es/play/videos/aqui-la-tierra/cochinilla/5343618/.
- Ruiz-Maldonado R, Tamayo - Sánchez L, Orózco- Covarrubias L, González López A. Pie diabético Act Med- Cir.. 2008 ; 16 (1) : 10-16. Disponible en : https://www.medigraphic.com/pdfs/cutanea/mc-2008/mc082d.pdf
- Ramírez, A. M. (2019). Abordaje de la adherencia al tratamiento farmacológico en pacientes con hipertensión arterial en el ámbito farmacéutico comunitario. Revista Médica Sinergia, 4(2), 52-60. Recuperado de: https://revistamedicasinergia.com/index.php/rms/article/view/446/809
- Universidad Nacional Autónoma de México. (2011). Tinciones y reacciones citoquímicas. [PDF]. Recuperado de: https://www.zaragoza.unam.mx/wp-content/Portal2015/publicaciones/libros/cbiologicas/libros/Tinciones.pdf
- Biografias y Vidas. (s.f.). Bacterias. Recuperado el 22 de mayo de 2021, de https://www.biografiasyvidas.com/tema/bacterias.htm
- Academia Lab. (s.f.). Tinción de Ziehl-Neelsen. Recuperado el 22 de mayo de 2021, de https://academia-lab.com/enciclopedia/tincion-de-ziehl-neelsen/

Álvarez Yepes, Virginia
Ortega Durán, Sonia
Tapia Jaramillo, Jenny Fernanda

ANEXO I: ESQUEMA GENERAL DE LAS TINCIONES:

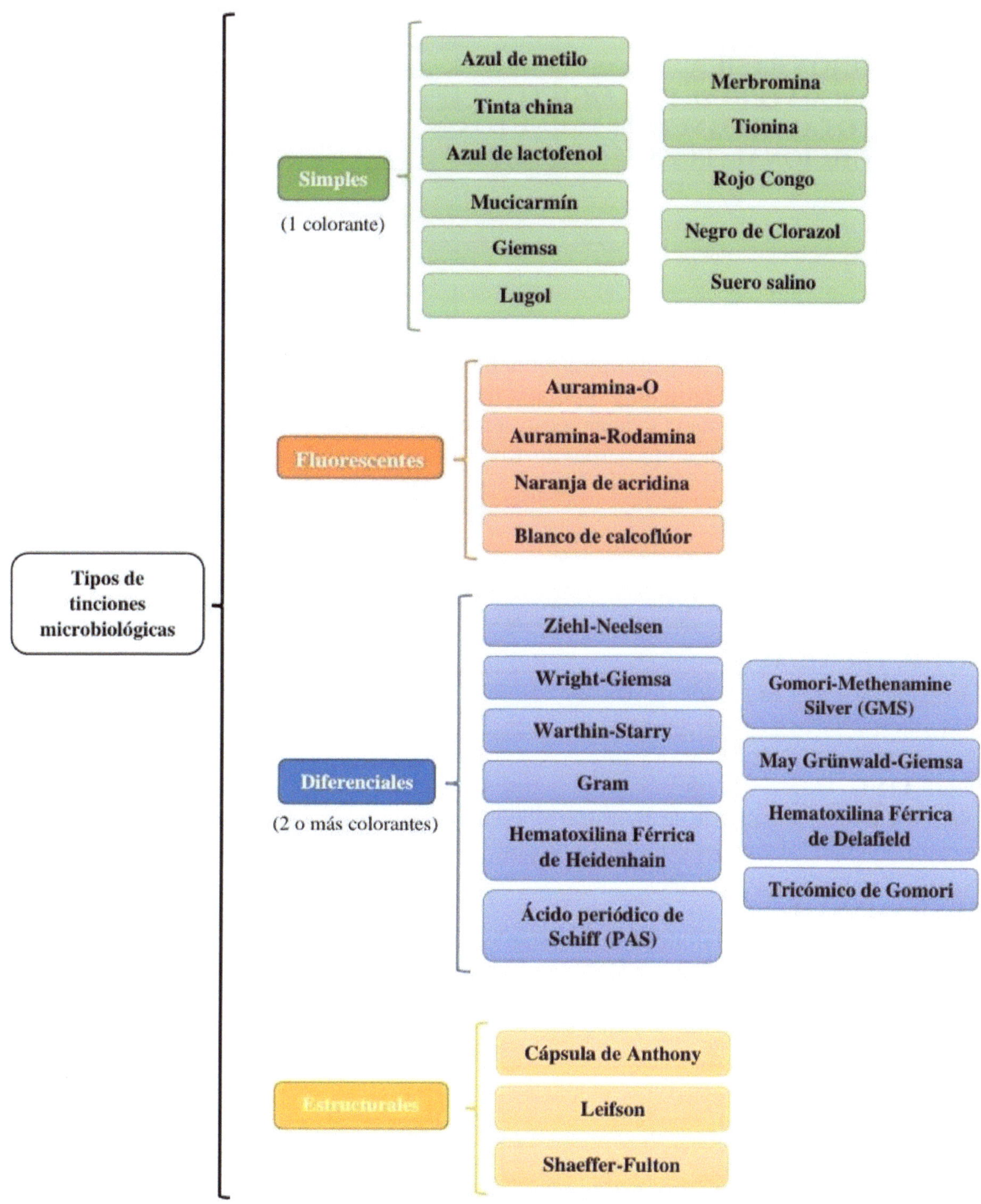

Esquema I.1: Esquema general de las tinciones. **Fuente**: Realización propia

ANEXO II: PROTOCOLOS DE LAS TINCIONES:

TINCIÓN DE AZUL DE METILO

INFORMACIÓN BÁSICA
MUESTRAS: MATERIAL BIOLÓGICO
TIEMPO TOTAL DE TINCIÓN: 5 MINUTOS
EQUIPO ADICIONAL: FUENTE DE CALOR

REACTIVOS
Azul de Metileno | Agua destilada |

PROCEDIMIENTO

1. Extensión y fijación de la muestra sobre un portaobjetos.
2. Añadir el **Azul de Metileno** y esperar 2 minutos.
3. Lavar con agua destilada y dejar secar la muestra.
4. Observar al microscopio (objetivo de 40x y 100x añadiendo aceite de inmersión).

RESULTADOS
Observación de formas y estructuras de Bacterias.

NOTAS TÉCNICAS
Un paso crucial en la tinción de Azul de Metileno es su fijación; ya que puede verse afectada si la muestra llega a hervir.

OBJETIVO
Observar tras la tinción de la muestra biológica, microorganismos bacterianos teñidos de manera homogénea y poder estudiar su morfología, tamaño y densidad.

FUNDAMENTO
Esta tinción se basa en la afinidad del colorante Azul de Metileno por ciertos ácidos nucleicos, especialmente el ADN. El Azul de Metileno es una sal de colorante básico que tiene afinidad por los ácidos nucleicos debido a su carga positiva. Al teñir una muestra con Azul de Metileno, el colorante se une a los ácidos nucleicos presentes en las células, lo que permite visualizar su ubicación y distribución.

Álvarez Yepes, Virginia
Ortega Durán, Sonia
Tapia Jaramillo, Jenny Fernanda

TINCIÓN DE TINTA CHINA

INFORMACIÓN BÁSICA
MUESTRAS: MATERIAL BIOLÓGICO
TIEMPO TOTAL DE TINCIÓN: 1 MINUTO
EQUIPO ADICIONAL:

REACTIVOS
Nigrosina/Tinta china |

PROCEDIMIENTO
1. Emulsionar con una gota de **Nigrosina** o **Tinta china** la muestra sobre un portaobjetos.
2. Visualizar al microscopio.

RESULTADOS
Parásitos: marrón |

NOTAS TÉCNICAS
Es importante destacar que este protocolo proporciona una tinción negativa, lo que significa que los microorganismos aparecen como cuerpos claros sobre un fondo oscuro. Esto permite observar su forma y motilidad.

OBJETIVO
El objetivo de la tinción de Nigrosina o Tinta china en la identificación de parásitos es resaltar las estructuras del parásito para diferenciar y facilitar su observación y estudio bajo el microscopio.

FUNDAMENTO
La Nigrosina es un colorante aniónico que se utiliza comúnmente en microbiología para teñir fondos oscuros y realzar las estructuras de los organismos en contraste. Al aplicar la tinción de Nigrosina a una muestra que contiene parásitos, el colorante se adhiere al medio circundante y tiñe las estructuras no deseadas, como los detritos y los elementos celulares del hospedador. Los parásitos, al ser organismos más grandes y con diferentes características, no se tiñen con Nigrosina y aparecen como estructuras claras sobre un fondo oscuro. Esto permite una visualización más clara y facilita la identificación y el estudio de los parásitos. La tinción de Nigrosina es particularmente útil en la identificación de parásitos en muestras líquidas, como la observación de protozoos en muestras fecales o la detección de parásitos sanguíneos. También se puede utilizar en la identificación de otros organismos microscópicos, como bacterias y hongos, para resaltar su presencia y facilitar su estudio. Es una tinción simple y negativa que utilizada para la visualización de microorganismos como el *Cryptococcus neoformans* y *Taenia solium* entre otros.

Álvarez Yepes, Virginia
Ortega Durán, Sonia
Tapia Jaramillo, Jenny Fernanda

TINCIÓN DE CÁPSULA DE ANTHONY

INFORMACIÓN BÁSICA
MUESTRAS: MATERIAL BIOLÓGICO
TIEMPO TOTAL DE TINCIÓN: 5 MINUTOS
EQUIPO ADICIONAL:

REACTIVOS
Cristal Violeta 1% | Sulfato de Cobre al 20% |

PROCEDIMIENTO

1. Extensión de la muestra sobre un portaobjetos. *No fijar con calor*
2. Cubrir con **Cristal Violeta** durante un 1 minuto.
3. Lavar con solución de **Sulfato de Cobre al 20%**, dejar secar al aire libre.
4. Visualizar el microscopio.

RESULTADOS
Cuerpo bacteriano: violeta | Cápsula: incolora, forma de halo alrededor de la bacteria |

NOTAS TÉCNICAS

Un paso crucial en la tinción de Anthony es no utilizar calor para fijar la extensión de la muestra ya que ello destruiría la cápsula.

OBJETIVO

Distinguir la cápsula de los diferentes microorganismos.

FUNDAMENTO

Esta tinción utiliza como colorante: el Cristal violeta, que teñirá el cuerpo bacteriano y el fondo de color violeta y una solución de lavado (el Sulfato de cobre al 20%), que elimina el exceso de cristal violeta de la preparación, haciendo que las cápsulas se aclaren pero sin que el cuerpo bacteriano pierda el color.

TINCIÓN DE LEIFSON

INFORMACIÓN BÁSICA
MUESTRAS: MATERIAL BIOLÓGICO
TIEMPO TOTAL DE TINCIÓN: 20 MINUTOS
EQUIPO ADICIONAL: SIN FUENTE DE CALOR

REACTIVOS
Colorante de Leifson | Agua destilada |

PROCEDIMIENTO

1. Extensión de la muestra en el portaobjetos en forma circular.
2. Fijar al ambiente. *No fijar al calor*
3. Añadir **Colorante de Leifson** y esperar 15 minutos.
4. Lavar con agua destilada y dejar secar.

RESULTADOS
Observación de estructuras de color rojizo |

NOTAS TÉCNICAS

Un paso crucial en la tinción de Leifson es el no fijar con calor ya que puede destruir los flagelos. Utilizar aceite de inmersión con el objetivo de 100x.

OBJETIVO

Poder identificar mediante el número y disposición de flagelos diferentes especies de bacterias.

FUNDAMENTO

Debido a que los flagelos resultan invisibles al microscopio óptico se necesita de esta técnica especial de tinción, utilizando una combinación de mordientes y metales para engrosar los flagelos así como el colorante para teñirlo.

Se utiliza una mezcla de ácido tánico para engrosar los flagelos y rosa anilina para teñirlos.

Álvarez Yepes, Virginia
Ortega Durán, Sonia
Tapia Jaramillo, Jenny Fernanda

TINCIÓN DE SHAEFFER-FULTON

INFORMACIÓN BÁSICA
MUESTRAS: MATERIAL BIOLÓGICO
TIEMPO TOTAL DE TINCIÓN: 7 MINUTOS
EQUIPO ADICIONAL: FUENTE DE CALOR

REACTIVOS
Verde Malaquita | Safranina al 5% |

PROCEDIMIENTO

1. Extensión de la muestra.
2. Agregar solución de **Verde malaquita** en la extensión.
3. Flamear la extensión, hasta observar una ligera emisión de vapores.
4. Evitar que se evapore el colorante.
5. Lavar con agua el exceso de colorante.
6. Cubrir la preparación con **Safranina al 5%** y dejar actuar el colorante durante un minuto y medio.
7. Lavar el exceso de colorante.
8. Secar al aire.
9. Observar al microscopio con aceite de inmersión.

RESULTADOS

Esporas de color verde| Bacilos de color rojo (formas vegetativas) |

NOTAS TÉCNICAS

Un paso crucial en la tinción de Shaeffer Fulton es el flamear la muestra evitando evaporar el colorante con repeticiones de 2 o 3 veces.

OBJETIVO

Observar la presencia de esporas en la bacterias.

FUNDAMENTO

Se requiere calor para teñir estas estructuras al igual que el resto de las tinciones estructurales sirve como criterio de identificación pues tiñe estructuras presentes solamente en algunas especies bacterianas como el *Bacillus* spp. y el *Clostridium* spp.

TINCIÓN DE AURAMINA O

INFORMACIÓN BÁSICA
MUESTRAS: MATERIAL BIOLÓGICO
TIEMPO TOTAL DE TINCIÓN: 20 MINUTOS
EQUIPO ADICIONAL: FUENTE DE CALOR / MICROSCOPIO FLUORESCENCIA

REACTIVOS
Auramina O | Alcohol ácido | Permanganato de Potasio |

PROCEDIMIENTO

1. Extensión y fijación.
2. Agregar **Auramina O** durante 15 minutos.
3. Lavar.
4. Agregar **Alcohol ácido** durante 2 minutos.
5. Lavar.
6. Añadir **Permanganato de Potasio** durante 2 minutos.
7. Mantener en oscuridad.
8. Observación al microscopio.

RESULTADOS
BAAR: Amarillas | Fondo: Negro de contraste |

NOTAS TÉCNICAS
Un paso crucial en la tinción de Auramina O es que debido a su fluorescencia las muestras ya teñidas deben mantenerse en total oscuridad ya que al exponerse a la claridad se puede alterar los resultados.

OBJETIVO
Detección o identificación de Bacterias Ácido Alcohol Resistentes (BAAR) como las *Mycobacterium tuberculosis*.

FUNDAMENTO
Tinción de micobacterias por unión no específica del colorante fluorescente a un sustrato, es comparable con la tinción clásica de Ziehl-Neelsen ya que utiliza Auramina fenólica, la cual al igual que la Fucsina tiene la capacidad de unirse a los lípidos de la pared de las micobacterias.

Las Bacterias Ácido-Alcohol Resistentes (BAAR) teñidas con fluorocromos son coloreadas de amarillo brillante, mientras que la coloración de contraste utilizada en esta tinción es el Permanganato de Potasio, que produce un fondo negro.

Álvarez Yepes, Virginia
Ortega Durán, Sonia
Tapia Jaramillo, Jenny Fernanda

TINCIÓN DE AURAMINA-RODAMINA O

INFORMACIÓN BÁSICA
MUESTRAS: MATERIAL BIOLÓGICO
TIEMPO TOTAL DE TINCIÓN: 25 MINUTOS
EQUIPO ADICIONAL: MICROSCOPIO DE FLUORESCENCIA

REACTIVOS
Auramina-Rodamina | Solución salina tamponada |

PROCEDIMIENTO

1. Tras la debida preparación de la muestra, extender sobre un portaobjetos formando una capa delgada y uniforme y dejar secar al aire.
2. Cubrir con **Auramina-Rodamina** durante 15-20 minutos a temperatura ambiente protegido de la luz.
3. Lavar con agua corriente o **Solución salina tamponada**.
4. Montar el portaobjetos con medio de montaje y cubreobjetos.
5. Visualizar al microscopio de fluorescencia.

RESULTADOS
Quistes/ooquistes: naranja-rojo intenso brillante | Fondo: oscuro |

NOTAS TÉCNICAS

Las tinciones con fluorocromos (Auramina-Rodamina) requieren confirmación mediante una tinción de Ziehl-Neelsen modificada. Esta técnica es muy sensible y permite detectar la presencia del parásito incluso en concentraciones muy bajas. Es importante tener en cuenta que la tinción de Rodamina-Auramina es una técnica específica para la detección de Cryptosporidium *spp. y no para otros parásitos o microorganismos.*

OBJETIVO

La tinción de Rodamina-Auramina se utiliza especialmente en la detección de *Cryptosporidium* spp. en muestras ambientales, como agua potable y aguas residuales.

FUNDAMENTO

La tinción de Rodamina-Auramina es una técnica utilizada para la identificación de *Cryptosporidium* spp., un parásito protozoario que causa la enfermedad llamada criptosporidiosis en humanos y animales. La tinción se basa en la capacidad de la Rodamina y la Auramina para unirse a los quistes y ooquistes del parásito y resaltar su presencia bajo un microscopio de fluorescencia. El procedimiento implica la preparación de una solución de colorante que contiene Rodamina y Auramina, los cuales emiten fluorescencia cuando se exponen a la luz ultravioleta. La muestra, que puede ser una muestra de agua, heces u otro tipo de muestra biológica, se trata con la solución de tinción y se deja incubar durante un período de tiempo determinado.

Una vez que la muestra ha sido teñida adecuadamente, se examina utilizando un microscopio de fluorescencia. Los quistes y ooquistes de *Cryptosporidium* spp. aparecen brillantes y fluorescentes bajo la luz ultravioleta, lo que permite su identificación y conteo. Los ooquistes también se tiñen mediante el método de la Auramina-Rodamina, apareciendo fluorescentes.

Respecto a bacterias, esta técnica se utiliza para identificar Micobacterias (BAAR), que emiten una fluorescencia de color amarillo rojizo, no es tan específica como otras técnicas pero es más asequible. Se la utiliza a menudo como herramienta de detección de *Mycobacterium tuberculosis*.

TINCIÓN DE NARANJA DE ACRIDINA

INFORMACIÓN BÁSICA
MUESTRAS: MATERIAL BIOLÓGICO
TIEMPO TOTAL DE TINCIÓN: 7 MINUTOS
EQUIPO ADICIONAL: MICROSCOPIO DE FLUORESCENCIA

REACTIVOS
Naranja de Acridina | Metanol |

PROCEDIMIENTO

1. Preparar un frotis, dejar secar al aire y fijar el frotis con **Metanol** durante 1 o 2 minutos.
2. Eliminar el metanol en exceso y dejar secar el frotis.
3. Cubrir el portaobjetos con **Naranja de Acridina** durante 2 minutos.
4. Lavar suavemente con agua corriente y dejar secar.
5. Visualizar inicialmente con aumento de 20X a 40X.
6. Los resultados deben ser confirmados mediante examen a 100X, con aceite de inmersión.

RESULTADOS

Bacterias y hongos: Naranja brillante | Fondo: color negro o verde amarillento |

NOTAS TÉCNICAS

El resultado de la tinción es orientativo, deberá confirmarse mediante cultivo el resultado positivo, esta tinción no permite la diferenciación entre Gram (+) o (-).
Una vez detectados los microorganismos fluorescentes confirmar los resultados con objetivos de mayor aumento (100X). Ya que permite distinguir entre partículas fluorescentes no celulares y células bacterianas fluorescentes, que pueden confundirse a bajo aumento.

OBJETIVO

Realizar tinciones de muestras en las que hay pocos organismos presentes, como hemocultivos o líquido cefalorraquídeo, así como poder identificar en un frotis rápido de sangre y otras muestras organismos difíciles y el material de fondo.

FUNDAMENTO

El pigmento se intercala con el ácido nucleico, por ejemplo, con un pH neutro las bacterias, hongos y material celular se tiñen de naranja rojizo y con un pH ácido las bacterias se mantienen de color naranja rojizo.

TINCIÓN DE WARTHIN-STARRY

INFORMACIÓN BÁSICA
MUESTRAS: MATERIAL BIOLÓGICO
TIEMPO TOTAL DE TINCIÓN: 45-60 MINUTOS
EQUIPO ADICIONAL: FUENTE DE CALOR

REACTIVOS
Nitrato de Plata al 1% | Solución de Revelado |

PROCEDIMIENTO

1. Desparafinar e hidratar los cortes hasta agua destilada.
2. Impregnar con solución de **Nitrato de Plata al 1%** en estufa a 60ºC durante 20 minutos.
3. Preparar la **Solución Diaria para el Revelado** y sin mezclar, colocarlas en la estufa durante 20 minutos junto con la solución anterior.
4. Retirar de la estufa las soluciones de revelado, luego mezclarlas.
5. Retirar de la estufa la **Solución de Nitrato de Plata** y sin lavar poner los cortes en la **Solución reveladora**. Los cortes se tornan amarillo claro y/o café dorado en aproximadamente 1-2 minutos.
6. Sacar las láminas para detener la reacción y lavar en agua caliente (para sacar el exceso de gelatina).
7. Dejar secar al aire y luego montar.

RESULTADOS
Las Espiroquetas se tiñen de negro | El fondo se tiñe de café amarillento claro |

NOTAS TÉCNICAS

Un paso crucial es respetar los tiempos de exposición al calor y a los reactivos.

OBJETIVO
Identificar *Helicobacter pylori* y Espiroquetas en biopsias gástricas.

FUNDAMENTO
Esta tinción permite la tinción de secciones histológicas y la visualización de *Helicobacter pylori* de forma sencilla y en pocos pasos. También es importante para detectar Espiroquetas y microsperediatos. Se basa en la reducción del Nitrato de Plata a plata utilizando hidroquinona. La plata formada se deposita en la superficie del *Helicobacter pylori*. La bacteria puede detectarse en el moco del epitelio superficial, en las glándulas apicales y en la mucosa del estómago.

TINCIÓN DE ZIEHL – NEELSEN

INFORMACIÓN BÁSICA
MUESTRAS: MATERIAL BIOLÓGICO
TIEMPO TOTAL DE TINCIÓN: 10 MINUTOS
EQUIPO ADICIONAL: FUENTE DE CALOR

REACTIVOS
Fucsina básica fenicada | Azul de Metileno | Alcohol clorhídrico | Agua destilada |

PROCEDIMIENTO

1. Extensión y fijación del frotis.
2. Añadir **Fucsina fenicada** utilizando fuente de calor 2-3 veces sin ebullición durante 3- 5 minutos hasta observar emisión de gases.
3. Lavar con agua corriente.
4. Añadir **Alcohol clorhídrico** hasta retirar el exceso de colorante.
5. Lavar con **Agua destilada**.
6. Añadir **Azul de Metileno** durante 1 o 2 minutos.
7. Lavar, drenar el exceso de agua y dejar secar al aire.

RESULTADOS
Los BAAR: color rojo | Fondo: color azul |

NOTAS TÉCNICAS
Hay que tener en cuenta que una vez teñidos los bacilos su decoloración posterior no es posible.

OBJETIVO
Diferenciar de forma directa Bacilos Ácido-Alcohol Resistentes (BAAR) a partir de muestras clínicas o colonias aisladas en cultivos. Suelen identificarse *Mycobacterium* spp.

FUNDAMENTO
Dentro del grupo *Mycobacterium* spp. hay más de 100 especies. Son aerobios estrictos, inmóviles, no poseen cápsulas ni flagelos y tampoco forman esporas. Son bacilos de difícil tinción debido al alto contenido de lípidos complejos.

La tinción consta de tres fases:

1. Tinción en caliente con Fucsina fenicada. Las BAAR presentan en su pared ácidos micólicos y ceras que le confieren un carácter hidrofóbico e impiden el paso de colorantes, pero al calentar la muestra esta pared se fluidifica y permite el paso de colorantes catiónicos. Todas las bacterias se teñirán de rojo.
2. Decoloración en frío con Ácido-Alcohol. Al estar frío, la pared se vuelve a solidificar y queda retenido el colorante. Las BAAR seguirán teñidas de rojo mientras que en las demás bacterias el colorante será arrastrado por el Ácido-Alcohol quedando incoloras.
3. Coloración de contraste. El Azul de Metileno tiñe a las demás bacterias, ya que no puede traspasar la pared de las BAAR. Por lo que las BAAR permanecerán rojas y las demás bacterias azules.

TINCIÓN DE GRAM

INFORMACIÓN BÁSICA
MUESTRAS: MATERIAL BIOLÓGICO
TIEMPO TOTAL DE TINCIÓN: 7 MINUTOS
EQUIPO ADICIONAL: FUENTE DE CALOR

REACTIVOS
Cristal Violeta | Lugol | Alcohol-Acetona | Safranina | Agua destilada |

PROCEDIMIENTO

1. Extensión y fijación de la muestra sobre un portaobjetos.
2. Cubrir con **Cristal Violeta** durante 1 minuto.
3. Lavar con agua destilada y escurrir.
4. Cubrir con **Lugol** durante 1 minuto.
5. Lavar con agua destilada y escurrir.
6. Cubrir con **Alcohol-Acetona 1:1** durante 30 segundos.
7. Lavar con agua destilada y escurrir.
8. Cubrir con **Safranina** durante 2 minutos.
9. Lavar con agua destilada y escurrir.
10. Dejar secar a temperatura ambiente.
11. Visualizar al microscopio.

RESULTADOS
Bacteria Gram Positiva: Azul-Violeta | Bacteria Gram Negativa: Rosa-Rojo |

NOTAS TÉCNICAS

Un paso crucial en la tinción de Gram es la decoloración; puede verse afectado por el grosor del frotis y los tiempos de decoloración.

OBJETIVO

Diferenciación de bacterias Gram positivas y Gram negativas.

FUNDAMENTO

Pared celular de las:

- BGM(-) capa fina de peptidoglicanos y membrana celular externa.
- BGM(+) con gruesa capa de Peptidoglicanos y sin membrana celular externa.

La composición química y el Peptidoglicano presente en la pared de estas bacterias determinarán las características y la técnica.

- En la primera fase de la tinción de Gram se utiliza un colorante catiónico que tiñe las bacterias de un color azulado.
- Después se realiza una decoloración con una mezcla de Alcohol-Acetona que decolora solo las BGM (-), pues la gruesa pared de las BGM (+) evita que estas se decoloren también.
- Finalmente se utiliza un colorante de contraste rojizo que tiñe a las bacterias Gram negativas previamente decoloradas.

Esta tinción se puede utilizar también para teñir HONGOS, pues sierve para teñir levaduras. Estas levaduras, al teñirse, suelen comportarse como Grampositivas. Permite observar la formación de blastosporas, artrosporas, hifas, pseudohifas, etc.

Como hemos mencionado anteriormente, todos los hongos suelen comportarse como Grampositivos, excepto *Cryptococcus* spp. que, por la presencia de su cápsula, casi no toma la coloración. También es útil para teñir a algunos actinomicetos.

TINCIÓN DE ROJO CONGO

INFORMACIÓN BÁSICA
MUESTRAS: MATERIAL BIOLÓGICO
TIEMPO TOTAL DE TINCIÓN: 50-60 MINUTOS
EQUIPO ADICIONAL:

REACTIVOS
Rojo Congo | Alcoholes | Solución de Hematoxilina | Solución de KOH | Xileno | Agua destilada |

PROCEDIMIENTO

1. Preparación previa de cortes de tejido fijado en formalina e incluido en parafina (5-6 μm).
2. Desparafinar de forma habitual los preparados histológicos y rehidratar en serie descendente de alcoholes.
3. Cubrir con **Agua destilada** durante 1 minuto. Decantar.
4. Cubrir con **Solución de Hematoxilina** durante 5 minutos.
5. Lavar con agua corriente del grifo durante 5 minutos.
6. Cubrir con **Solución de Rojo Congo** durante 10 minutos.
7. Lavar con agua corriente del grifo durante 5 minutos.
8. Cubrir con **Solución de Hidróxido de Potasio** (KOH) durante 30-40 segundos.
9. Lavar con agua corriente del grifo durante 5 minutos.
10. Cubrir con **Etanol 96%** durante 1 minuto (deshidratación). Decantar.
11. Cubrir con **Etanol 100%** durante 2 minutos (deshidratación). Decantar.
12. Cubrir con **Xileno** durante 10 minutos (clarificación).
13. Montar los preparados histológicos.

RESULTADOS
Sustancias amiloide: Rosa-Rojo (al trasluz) y/o metacromasia verde (bajo luz polarizada) | Núcleos celulares: Azul oscuro | Tejido conjuntivo/Colágeno: Rojo claro |

NOTAS TÉCNICAS

Escurrir bien por goteo los portaobjetos después de los diferentes pasos de tinción para evitar el innecesario arrastre de soluciones. Respetar los tiempos indicados.

OBJETIVO
Identificación de enfermedades amiloidosis.

FUNDAMENTO
Esta tinción se utiliza para la identificación de enfermedades amiloidosis (enfermedades con un plegamiento anómalo de una proteína precursora que se acaba depositando en forma de estructuras fibrilares en diversos órganos y sistemas). Las estructuras sin teñir son relativamente pobres en contrastes y apenas pueden diferenciarse bajo el microscopio óptico. Todos los depósitos de amiloide contienen fibrillas proteicas parecidas que son resistentes a los mecanismos de defensa del organismo y que no pueden ser eliminadas. La tinción de Rojo Congo se realiza sobre la base de enlaces por puente de hidrógeno con el componente de carbohidrato del sustrato. Es un colorante aniónico y puede depositarse en fibrillas de amiloide, las cuales presentarán en este caso un destacado dicroísmo bajo luz polarizada.

Para la tinción de Bacterias, es una tinción que emplea dos reactivos, el Rojo Congo y un mordente de cápsula. El colorante penetrará el cuerpo del bacilo sin lograr teñir la cápsula, por lo que se observará en el microscopio como una zona de halo transparente rodeado de color rojo del bacilo. Se emplea más comúnmente para identificar *Klebsiella pneumoniae.*

Para la tinción de Hongos, suele utilizarse más para levaduras y hay que tener cuidado al interpretar los resultados, ya que se pueden confundir con las gotas de grasa (no tendrán una pared celular bien definida) y los linfocitos en forma de levadura (tendrán un borde peludo y un núcleo excéntrico). Hay que fijarse en que la pared celular de las levaduras se encuentra en el centro de la cápsula.

Álvarez Yepes, Virginia
Ortega Durán, Sonia
Tapia Jaramillo, Jenny Fernanda

TINCIÓN DE AZUL DE LACTOFENOL

INFORMACIÓN BÁSICA

MUESTRAS: MATERIAL BIOLÓGICO

TIEMPO TOTAL DE TINCIÓN: 3-4 MINUTOS

EQUIPO ADICIONAL:

REACTIVOS

Azul de Lactofenol |

PROCEDIMIENTO

1. Colocar unas gotas de **Azul de Lactofenol** en el centro de un portaobjetos limpio.
2. Tomar un fragmento de la colonia del microorganismo mediante cinta adhesiva.
3. Colocar el fragmento en la gota de colorante y dispersar suavemente.
4. Añadir unas gotas de **Azul de Lactofenol** sobre la cinta adhesiva.
5. Colocar un cubreobjetos sin apretar ni golpear.
6. Teñir durante 3-4 minutos.
7. Observar al microscopio con objetivos 10X y 40X.

RESULTADOS

Los elementos fúngicos aparecen en color azul.

NOTAS TÉCNICAS

Un paso crucial es el cultivo previo de la muestra biológica en medios de cultivo apropiados para ello, como el Sabouraud y Dermatofitos. Incubar en estufa durante 24 horas a 35-37ºC (sellar las placas con parafilm).

OBJETIVO

Diferenciación de estructuras fúngicas del resto de microorganismos.

FUNDAMENTO

La tinción de Azul de Lactofenol se emplea para observar hongos. Es una tinción simple basada en la afinidad del colorante por componentes de las células, en este caso por las estructuras fúngicas. El Azul de Lactofenol tiene tres características que lo hacen especial para observar dichas estructuras en los hongos del tipo moho obtenidos en los cultivos por aislamiento:

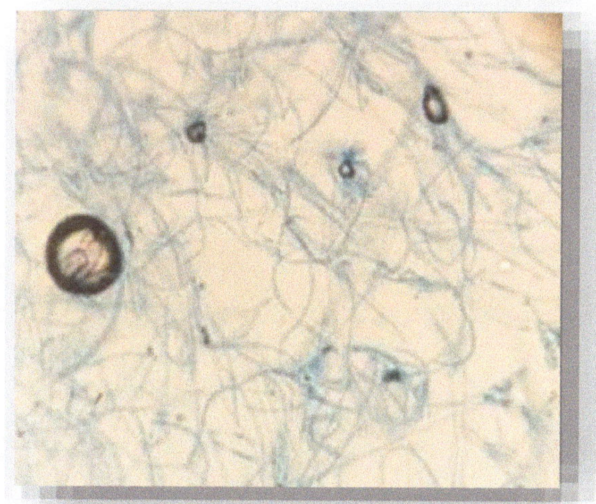

Imagen II.1: *Aspergillus* spp. teñida con la tinción de Azul de Lactofenol. Fuente: HGUMM (Murcia).

Álvarez Yepes, Virginia
Ortega Durán, Sonia
Tapia Jaramillo, Jenny Fernanda

- El fenol destruye la flora acompañante (algunas veces en los cultivos también pueden crecer colonias bacterianas).
- El ácido láctico conserva las estructuras fúngicas al crear una especie de película que las protege provocado por un cambio de gradiente osmótico entre el interior y el exterior de dicha estructura.
- El azul de algodón tiene la capacidad de adherirse a la hifas y conidios de los hongos microscópicos.

Álvarez Yepes, Virginia
Ortega Durán, Sonia
Tapia Jaramillo, Jenny Fernanda

TINCIÓN DE BLANCO DE CALCOFLÚOR

INFORMACIÓN BÁSICA
MUESTRAS: MATERIAL BIOLÓGICO
TIEMPO TOTAL DE TINCIÓN: 10 MINUTOS
EQUIPO ADICIONAL: FUENTE DE CALOR / MICROSCOPIO DE FLUORESCENCIA

REACTIVOS
Hidróxido de Potasio (KOH) al 10% | Blanco de Calcoflúor |

PROCEDIMIENTO

1. Preparar una muestra sobre un portaobjetos limpio de vidrio y dejar secar en una placa calefactora a 60ºC.
2. Añadir una gota de solución de **Hidróxido de Potasio al 10%**. Mezclar suavemente.
3. Añadir una gota de **Blanco de Calcoflúor** (proporcionado por la casa comercial). Mezclar suavemente.
4. Cubrir con un cubreobjetos de vidrio y examinar la muestra en un microscopio de fluorescencia.

RESULTADOS

Fluorescencia verde manzana brillante o azul, dependiendo del filtro UV utilizado, con una morfología típica (elementos fúngicos y levaduras).

NOTAS TÉCNICAS

Un paso crucial en la tinción de Blanco de Calcoflúor es la permeabilización con el surfactante (KOH); puede verse afectado por el grosor del frotis.

OBJETIVO

Diferenciar los elementos fúngicos y levaduras del resto de microorganismos presentes.

FUNDAMENTO

El Blanco de Calcoflúor es un fluorocromo no especifico que se basa, por una parte, en la propiedad de emitir fluorescencia cuando se excita con luz ultravioleta de onda larga, pues este compuesto sirve para delinear las paredes celulares de los organismos que contienen celulosa. Y por otra parte, en la afinidad que presenta por la celulosa y la quitina de la pared celular fúngica. Antes de la tinción con Blanco de Calcoflúor, se utiliza Hidróxido de Potasio como agente aclarante para disolver células de tejidos. La tinción también contiene tinte Azul de Evans para minimizar el material de fondo.

Álvarez Yepes, Virginia
Ortega Durán, Sonia
Tapia Jaramillo, Jenny Fernanda

TINCIÓN DE ÁCIDO PERIÓDICO DE SCHIFF (PAS)

INFORMACIÓN BÁSICA
MUESTRAS: MATERIAL BIOLÓGICO
TIEMPO TOTAL DE TINCIÓN: 110-120 MINUTOS
EQUIPO ADICIONAL:

REACTIVOS
Ácido Periódico al 0'5% | Reactivo de Schiff | Hematoxilina de Harris | Alcohol | Xilol | Agua destilada

PROCEDIMIENTO

1. Corte y fijación de la muestra sobre un portaobjetos e incluir en parafina.
2. Desparafinar e hidratar los cortes con agua del grifo durante 10 minutos.
3. Aclarar con **Agua destilada**.
4. Oxidar con **Ácido Periódico al 0'5%** durante 15 minutos.
5. Aclarar suavemente con agua corriente durante 10 minutos.
6. Cubrir con **Reactivo de Schiff** durante 15 minutos para teñir.
7. Aclarar con agua corriente durante 10 minutos.
8. Meter en la solución de **Hematoxilina de Harris** durante 4 minutos.
9. Aclara con agua corriente durante 10 minutos.
10. Deshidratar pasando por **Alcohol 96º**.
11. Aclarar con **Xilol**.
12. Montar las láminas.

RESULTADOS
Los núcleos se tiñen de Violeta-negro.
Los polisacáridos simples (glucógeno), mucopolisacáridos neutros, mucoproteínas, membrana basal y glucolípidos se tiñen de Rojo-púrpura.

NOTAS TÉCNICAS

Un paso crucial en la tinción de PAS son los aclarados; los tiempos de tinción pueden variar dependiendo de las preferencias personales de coloración.

OBJETIVO
Diferenciación las distintas partes de los microorganismos fúngicos vivos del resto de microorganismos.

FUNDAMENTO
El fundamento de la tinción de Ácido Periódico de Schiff consiste en oxidar los tejidos mediante el Ácido Periódico (colorante incoloro) que oxida los glicoles, para incrementar el número de grupos carbonilos (aldehídos o cetonas) presentes en ellos. Posteriormente, se trata la muestra con el Reactivo de Schiff que reacciona con dos grupos aldehídicos contiguos dando lugar a una coloración rojo-púrpura característica. Es una tinción diferencial (PAS + y PAS -), que distingue las estructuras que distingue las estructuras que contienen glucógeno y almidón. Se une a la pared celular de los hongos que son ricos en peptidoglucanos.

Álvarez Yepes, Virginia
Ortega Durán, Sonia
Tapia Jaramillo, Jenny Fernanda

TINCIÓN DE MUCICARMÍN

INFORMACIÓN BÁSICA
MUESTRAS: MATERIAL BIOLÓGICO
TIEMPO TOTAL DE TINCIÓN: 50 MINUTOS
EQUIPO ADICIONAL: FUENTE DE CALOR

REACTIVOS
Xileno | Alcoholes | Hematoxilina de Weigert | Mucicarmín | Amarillo de Metanilo | Agua destilada

PROCEDIMIENTO

1. Cortes de tejido fijados con formalina e incluidos en parafina (4-5 µm de espesor).
2. Desparafinar los cortes con **Xileno** y pase por las **soluciones alcohólicas en orden decreciente (95%, 80% y 75%)** hasta llegar al **Agua destilada**.
3. Teñir los cortes en la **Hematoxilina de Hierro de Weigert** durante 10 minutos.
4. Enjuagar los cortes con agua corriente durante 10 minutos.
5. Sumergir los cortes en la solución de trabajo de **Mucicarmín** durante al menos 30 minutos a temperatura ambiente.
6. Enjuagar los cortes con **Agua destilada**.
7. Teñir los cortes en una **solución de Amarillo de Metanilo** durante 30-40 segundos.
8. Lavar rápidamente con **Agua destilada** (con dos cambios de agua destilada).
9. Lavar rápidamente con **Alcohol al 95%** para deshidratar los cortes (dos pases).
10. Aclarar los cortes con 2-3 pases por **Xileno**.
11. Montar en resina sintética.

RESULTADOS

Los núcleos celulares se tiñen de negro o azul.

Mucopolisacáridos ácidos (mucinas) y las cápsulas se tiñen de tonos de rojo o rosa.

Otras estructuras, como las mucinas neutras, y el fondo se tiñen de amarillo brillante.

NOTAS TÉCNICAS

Un paso crucial es el buen escurrido de los portaobjetos tras los enjuagues entre tintes.
Respetarse los periodos de tinción indicados.

OBJETIVO

Diferenciar los microorganismos que producen mucina de los que no la producen.

FUNDAMENTO

Es una tinción que emplea el colorante carmín, de origen natural, para identificar microorganismos basándose en la coloración de la membrana celular, se limita a los microorganismos que tienen la membrana celular formada por polisacáridos. Busca un tipo de polisacárido concreto, la mucina, que ayuda a proteger a los microorganismos de los daños. Suele utilizarse para identificar *Cryptococcus neoformans*.

TINCIÓN DE GOMORI-METHENAMINE SILVER (GMS)

INFORMACIÓN BÁSICA
MUESTRAS: MATERIAL BIOLÓGICO
TIEMPO TOTAL DE TINCIÓN: 120-130 MINUTOS
EQUIPO ADICIONAL:

REACTIVOS
Ácido Periódico | Plata Metanamina | Cloruro de Oro | Tiosulfato sódico | Hematoxilina | Alcoholes

PROCEDIMIENTO

1. Fijación de cortes de tejido en formol e incluidos en parafina (3-5 μm de espesor).
2. Desparafinar los preparados histológicos y rehidratar en serie descendiente de alcohol.
3. Añadir **Ácido Periódico al 0'5%** durante 12 minutos.
4. Sumergir los cortes en la solución de **Plata Metanamina** durante 1 hora mínimo a 60ºC.
5. Lavar con **Agua destilada**.
6. Añadir **Cloruro de Oro** durante 1 minuto.
7. Lavar con **Agua destilada**.
8. Añadir **Tiosulfato sódico al 3%** durante 1-2 minutos.
9. Lavar con agua corriente.
10. Tinción de contraste (rojo nuclear, **Hematoxilina**, verde luz...) durante 1 minuto.
11. Deshidratar, aclarar y montar.

RESULTADOS
Los Hongos se tiñen de negro. La Mucina se tiñe de gris oscuro. Las partes internas del micelio se tiñe de rosa oro. Y el Fondo se tiñe de verde claro.

NOTAS TÉCNICAS

Recuerda NO usar elementos metálicos para manipular las soluciones y la muestra una vez dentro de la solución de trabajo ya que las soluciones de plata precipitan en contacto con otros metales.

OBJETIVO
Detección de estructuras argentófilas en tejido histológico.

FUNDAMENTO
Esta tinción se basa en que, en presencia de Ácido Periódico, los polisacáridos de la pared celular de los hongos son oxidados a aldehídos, que son reducidos a su vez a complejo Nitrato-Plata Metanamina produciendo una coloración café a negra, debido al depósito de plata reducida donde se localizan los aldehídos. Es una tinción diferencial que se usa comúnmente para HONGOS, pero también es posible realizarla para detectar algunas bacterias.

TINCIÓN DE NEGRO DE CLORAZOL

INFORMACIÓN BÁSICA
MUESTRAS: MATERIAL BIOLÓGICO
TIEMPO TOTAL DE TINCIÓN: 2 HORAS Y 20 MINUTOS
EQUIPO ADICIONAL:

REACTIVOS
Negro de Clorazol | Alcohol 95% | Alcohol 100% | Xilol |

PROCEDIMIENTO

1. Sumergir el portaobjetos con la muestra en **Negro de Clorazol** durante 2 horas.
2. Cubrir con **Alcohol 95%** durante 5 minutos.
3. Cubrir con **Alcohol absoluto** durante 5 minutos.
4. Cubrir con **Xilol** durante 5 minutos.
5. Montar la preparación con bálsamo de Canadá y cubreobjetos.
6. Dejar secar.
7. Visualizar en el microscopio.

RESULTADOS
Cutícula del parásito: azul/negro | Quitina hifas: amarillo verdoso | Fondo: oscuro

NOTAS TÉCNICAS

Antes de usar la solución de Negro de Clorazol, debe incubarse de cuatro a seis semanas. Tiñe y fija estructuras parasitarias por lo que no se recomienza que las muestras estén previamente fijadas. La preparación del reactivo Negro de Clorazol se encuentra en los anexos de esta guía.

OBJETIVO
Teñir el esqueleto cuticular entero o en partes aisladas de los parásitos.

FUNDAMENTO
La cutícula de los parásitos tiene una carga negativa debido a la presencia de grupos carboxilo y sulfato, lo que la hace atractiva para los colorantes básicos como el Negro de Clorazol, que tienen una carga positiva. Cuando se aplica la tinción de Negro de Clorazol a los parásitos, el colorante se une duro a la cutícula debido a la afinidad electrostática entre los grupos cargados de la cutícula y el colorante. Esto produce una coloración oscura y uniforme de la cutícula de los parásitos, lo que facilita su identificación y diferenciación de otras estructuras celulares.

En cuanto a Hongos, esta tinción se utiliza para diagnosticar Onicomicosis por hongos negros, que se podrán observar al microscopio con la presencia o no de micelio o hifas fúngicas.

Álvarez Yepes, Virginia
Ortega Durán, Sonia
Tapia Jaramillo, Jenny Fernanda

EXAMEN MICROCÓPICO DIRECTO UTILIZANDO SUERO SALINO

INFORMACIÓN BÁSICA
MUESTRAS: MATERIAL BIOLÓGICO
TIEMPO TOTAL DE TINCIÓN: 1 MINUTO
EQUIPO ADICIONAL:

REACTIVOS

Suero salino fisiológico 0'9% |

PROCEDIMIENTO

1. Tras la preparación de la muestra, depositar una pequeña cantidad sobre un portaobjetos limpio.
2. Adicionar sobre la muestra 1 o 2 gotas de suero salino fisiológico 0'9%
3. Colocar un cubreobjetos sobre la muestra.
4. Visualización al microscopio óptico.

RESULTADOS

Observación de formas y estructuras de Parásitos.

NOTAS TÉCNICAS

La cantidad de la muestra puede variar dependiendo de la muestra y de la densidad esperada de parásitos. Al colocar el cubreobjetos asegurarse de que no haya burbujas de aire atrapadas. Encontrar algún parasito sospechoso, cambiar al objetivo de mayor aumento para obtener una imagen más detallada.

OBJETIVO

Observar la muestra biológica con los microorganismos y poder estudiar su morfología, tamaño y densidad.

FUNDAMENTO

El protocolo descrito anteriormente no involucra una tinción específica para la detección de parásitos. El uso de suero salino y, en algunos casos, solución de Lugol o solución de yodo, tiene como objetivo principal hidratar y visualizar los parásitos presentes en la muestra biológica. Estas soluciones pueden resaltar las estructuras del parásito, pero **no se consideran tinciones específicas**. El protocolo se enfoca en la detección directa de los parásitos sin utilizar tinciones específicas. La técnica descrita se basa en la observación microscópica directa de la muestra utilizando suero salino como medio de observación.

Álvarez Yepes, Virginia
Ortega Durán, Sonia
Tapia Jaramillo, Jenny Fernanda

TINCIÓN DE LUGOL

INFORMACIÓN BÁSICA
MUESTRAS: MATERIAL BIOLÓGICO
TIEMPO TOTAL DE TINCIÓN: 1 MINUTO
EQUIPO ADICIONAL:

REACTIVOS
Lugol |

PROCEDIMIENTO

1. Emulsionar con una gota de **Lugol** la muestra sobre un portaobjetos.
2. Cubrir con un cubreobjetos.
3. Visualizar al microscopio con los objetivos de 10X y 40X.

RESULTADOS
Parásitos: marrón |

NOTAS TÉCNICAS

La tinción de Lugol es también conocida como tinción de yodo. Es importante tener en cuenta que la tinción de Lugol no es efectiva para todos los tipos de parásitos y que puede haber limitaciones en su sensibilidad y especificidad. La preparación del colorante Lugol aparece reflejada en el anexo de esta guía.

OBJETIVO
Identificación de parásitos en muestras clínicas, especialmente para la detección de protozoos y helmintos en muestras fecales.

FUNDAMENTO
La tinción de Lugol se utiliza comúnmente para la identificación de parásitos intestinales, especialmente de protozoos y helmintos. Esta técnica se basa en la capacidad de los parásitos para retener el yodo, lo que les permite ser visualizados de manera más clara al microscopio. La solución de Lugol es una mezcla de Yodo y Yoduro de Potasio en agua destilada. Cuando se añade esta solución a una muestra de heces, el yodo se combina con los carbohidratos de los quistes y huevos de los parásitos para formar un complejo que se tiñe de color marrón oscuro. Esto hace que los parásitos sean más fáciles de detectar e identificar bajo el microscopio. Es utilizada comúnmente para identificar los quistes de *Entamoeba histolytica*, un parásito que causa la amebiasis. Los quistes de *E. histolytica* contienen cuerpos de inclusión de glucógeno, que se tiñen fácilmente con la solución de Lugol y se observan bajo el microscopio como inclusiones de color marrón oscuro.

Además de *E. histolytica*, la tinción de Lugol también puede utilizarse para identificar otros parásitos que contienen glucógeno en sus cuerpos de inclusión.

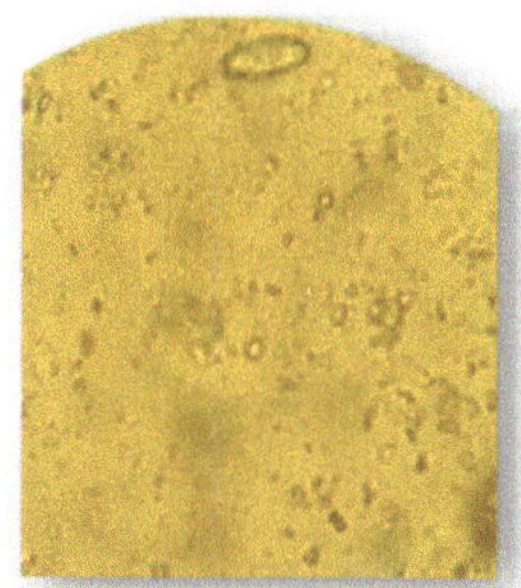

Imagen II.2: Huevo de *Enterobius vermicularis* teñida con la tinción de Lugol. Fuente: HGUMM (Murcia).

TINCIÓN DE MERBROMINA

INFORMACIÓN BÁSICA
MUESTRAS: MATERIAL BIOLÓGICO
TIEMPO TOTAL DE TINCIÓN: 7 MINUTOS
EQUIPO ADICIONAL:

REACTIVOS
Merbromina 2% | Agua destilada |

PROCEDIMIENTO

1. Colocar una gota de la muestra fijada en un portaobjetos.
2. Añadir una gota de **Merbronina 2%**.
3. Incubar unos minutos.
4. Lavar con **Agua destilada** y escurrir.
5. Extender la preparación.
6. Dejar secar.
7. Visualizar al microscopio con objetivo de 40X.

RESULTADOS
Cryptosporidium spp. : Incoloro | Fondo: Naranja |

NOTAS TÉCNICAS
La positividad de la tinción no implica la presencia comprobada de coccidios, que siempre debe confirmarse con una tinción permanente, es decir, la tinción de Ziehl-Neelsen modificada.

OBJETIVO
Identificación de *Cryptosporidium* spp. en muestra de heces.

FUNDAMENTO
La tinción de Merbromina es una tinción de contraste utilizada en la identificación de *Cryptosporidium* spp., un parásito unicelular de humanos y animales. La Merbromina es un colorante catiónico que se une a las células de *Cryptosporidium* spp. y tiñe el núcleo y el citoplasma de rojo. Esta tinción se basa en la afinidad de la Merbromina por las estructuras celulares ricas en ácidos nucleicos, como el núcleo de las células. E*s* una tinción "negativa" ya que las estructuras del parásito se destacan incoloras contra el fondo teñido con el tinte utilizado. En caso de contaminación, se observarán formaciones redondas sobre el fondo anaranjado de la Merbromina. Es una técnica de tinción rápida y efectiva para la identificación de *Cryptosporidium* spp. en muestras de heces.

TINCIÓN DE TIONINA

INFORMACIÓN BÁSICA
MUESTRAS: MATERIAL BIOLÓGICO
TIEMPO TOTAL DE TINCIÓN: 10 MINUTOS
EQUIPO ADICIONAL: FUENTE DE CALOR OPCIONAL

REACTIVOS
Suero fisiológico 0'9% | Solución Tionina 0'5-1% |

PROCEDIMIENTO

1. Colocar 1 gota de **Suero fisiológico 0'9%** sobre el portaobjetos.
2. Emulsionar una pequeña cantidad de la muestra con la solución salina.
3. Dejar secar o aplicar calor suave.
4. Agregar 1 gota de **Solución de Tionina al 0'5-1%** durante 1-2 minutos.
5. Agregar 1 gota de solución salina para detener la tinción.
6. Mezclar suavemente con un cubreobjetos.
7. Visualizar al microscopio con objetivo de 40X.

RESULTADOS

Parásitos: púrpura/azul oscuro/negro | Fondo/células huésped: Rosa/rojo claro

NOTAS TÉCNICAS

No es una técnica de tinción específica, ya que puede teñir otras estructuras celulares que no son parásitos, como las células de la mucosa intestinal. Es una técnica simple y efectiva para la detección de parásitos en muestras fecales, pero debe ser interpretada junto con otras técnicas diagnósticas para confirmar la presencia de parásitos y determinar el tipo específico de parásito presente.

OBJETIVO

La tinción de Tionina se utiliza para teñir ciertos tipos de parásitos, especialmente los helmintos o gusanos intestinales.

FUNDAMENTO

La tinción de Tionina es una técnica de tinción simple que se utiliza para la identificación de protozoos y helmintos en muestras fecales. La tinción de Tionina es una técnica que permite teñir el citoplasma de los protozoarios con un color rojo-azulado, lo que facilita la identificación de los elementos parasitarios y sus estructuras internas. La Tionina es un colorante muy útil debido a sus propiedades metacromáticas, que permiten que sea utilizado no solo como un colorante vital para la identificación de parásitos vivos, sino también para teñir cortes de tejido humano.

Es útil para la detección de una amplia variedad de parásitos, incluyendo coccidios, amebas, flagelados, y helmintos como los huevos y larvas de gusanos intestinales.

TINCIÓN DE HEMATOXILINA FÉRRICA DE HEIDENHAIN

INFORMACIÓN BÁSICA
MUESTRAS: MATERIAL BIOLÓGICO
TIEMPO TOTAL DE TINCIÓN: 2 HORAS
EQUIPO ADICIONAL:

REACTIVOS
Hematoxilina férrica | Alcohol 50-70-85-95-100% | Mordiente | Xilol | Yodo | Agua amoniacal | Alumbre de hierro y amonio al 4% y al 2% | Agua destilada | Bálsamo de Canadá |

PROCEDIMIENTO

1. Con la muestra fijada, cubrir con **Alcohol 70%** con 1-2 gotas de **yodo** durante 5 minutos.
2. Cubrir con **Alcohol 70%** durante 5-10 minutos.
3. Lavar con Agua destilada durante 5-10 minutos.
4. Cubrir con **Alumbre de hierro y amonio al 4%** en **Agua destilada** (solución mordiente) durante 1 hora.
5. Lavar con **Agua destilada**.
6. Cubrir con **Hematoxilina férrica** durante 24 horas a temperatura ambiente o durante 5-10 minutos a 50ºC.
7. Lavar con **Agua destilada** durante 5-10 minutos.
8. Diferenciar con solución de **Alumbre de hierro y amonio al 2%** durante 5-10 minutos.
9. Lavar con **Agua destilada** durante 5-10 minutos.
10. Poner en presencia de **Agua amoniacal** hasta que la preparación vire a azul.
11. Lavar con Agua destilada durante 5-10 minutos.
12. Deshidratar pasando por **Alcohol 70-95-100%** durante 5 minutos cada uno.
13. Aclarar con **xilol** durante 5 minutos.
14. Montar con bálsamo de Canadá.
15. Visualizar al microscopio.

RESULTADOS
Citoplasma del parásito: azul oscuro | Núcleos parásito: morado intenso/negruzco

NOTAS TÉCNICAS

Si la muestra es dura, hacer una emulsión previa en solución fisiológica. La preparación de la solución mordiente 2% y de la Hematoxilina férrica se encuentra en los anexos de esta guía.

OBJETIVO
Teñir parásitos protozoarios, principalmente amebas y flagelados.

FUNDAMENTO
Esta técnica se basa en la afinidad de la Hematoxilina por las estructuras celulares acidófilas, lo que permite la visualización de ciertas características del parásito, como el núcleo y las membranas celulares. Por otro lado, el hierro se une a las estructuras básicas y puede resaltar otras características celulares del parásito. Al combinar estos dos reactivos, se obtiene una tinción selectiva que permite la visualización clara de diferentes estructuras celulares de los

parásitos presentes en la muestra biológica. La tinción de hierro Hematoxilina es un método tradicional utilizado para teñir y detectar diferentes estadios de protozoos que pueden causar enfermedades en humanos, así como aquellos que son comunes en la flora intestinal. Este método es particularmente útil cuando solo se encuentran trofozoítos en la muestra de heces o cuando hay múltiples infecciones presentes.

Álvarez Yepes, Virginia
Ortega Durán, Sonia
Tapia Jaramillo, Jenny Fernanda

TINCIÓN DE GIEMSA

INFORMACIÓN BÁSICA
MUESTRAS: MATERIAL BIOLÓGICO
TIEMPO TOTAL DE TINCIÓN: 2 MINUTOS
EQUIPO ADICIONAL:

REACTIVOS
Giemsa | Agua destilada |

PROCEDIMIENTO

1. Con la muestra fijada, sumergir en **Giemsa** durante 1-2 minutos.
2. Lavar con **Agua destilada**.
3. Deshidratas, aclarar y montar.

RESULTADOS
Hematíes: rosa | Plaquetas: rosa pálido | Citoplasma linfocitos: azul | Cromatina nuclear leucocitos: magenta | Núcleo del parásito: rojo | Citoplasma del parásito: azul |

NOTAS TÉCNICAS

La muestra adecuada para la tinción de Giemsa puede ser una muestra de sangre, frotis sanguíneo, tejido o cultivo celular. Es importante obtener una muestra adecuada y asegurarse de que esté libre de contaminantes y artefactos. Es importante tener en cuenta que la tinción de Giemsa es una técnica versátil y puede ser utilizada para la identificación de una amplia variedad de parásitos, incluyendo Plasmodium *spp.,* Trypanosoma *spp.,* Leishmania *spp., entre otros. Sin embargo, los detalles específicos de la técnica pueden variar según el laboratorio y el tipo de parásito que se está buscando identificar.*

OBJETIVO
En el caso de los parásitos, la tinción Giemsa se utiliza para resaltar su presencia y ayudar en su identificación en muestras clínicas, como muestras de sangre o tejidos.

FUNDAMENTO
La tinción de Giemsa está compuesta, tanto, por colorantes ácidos (eosina) como básicos (azul de metileno, azures) en relación con las afinidades de acidez y basicidad para las células sanguíneas. Los colorantes básicos tienen una carga neta positiva, por lo que tiñen los núcleos, los gránulos de los glóbulos blancos basófilos y las moléculas de ARN del citoplasma de los glóbulos blancos. La eosina tiene una carga neta negativa y tiñe los glóbulos rojos y los gránulos de los glóbulos blancos eosinófilos. Su fundamento se basa en la capacidad de los colorantes para unirse a componentes específicos de los parásitos, como su ADN o ARN, lo que permite que se resalten y sean más fácilmente identificables bajo el microscopio. Esta técnica es especialmente útil en la detección de parásitos transmitidos por insectos, como la malaria, la enfermedad de Chagas y la enfermedad del sueño, ya que estos parásitos suelen encontrarse en la sangre de los pacientes infectados.

Se utiliza tanto para extendidos finos como convencionales para examen de células sanguíneas, controles de rutina de parásitos sanguíneos e identificación morfológica del núcleo y el citoplasma de las células sanguíneas. Respecto a las bacterias, este método de tinción es útil tanto para detectar presencia de *Helicobacter pylori* en el diagnóstico de úlceras gástricas o gastritis crónicas y para el estudio de *Rickettsia* spp. localizadas dentro de células hospedadoras siendo más comunes *Rickettsia rickettsii, Rickettsia prowazekii, Rickettsia typhi* y *Rickettsia conorii.*

Álvarez Yepes, Virginia
Ortega Durán, Sonia
Tapia Jaramillo, Jenny Fernanda

TINCIÓN DE WRIGHT-GIEMSA

INFORMACIÓN BÁSICA
MUESTRAS: MATERIAL BIOLÓGICO
TIEMPO TOTAL DE TINCIÓN: 30 MINUTOS
EQUIPO ADICIONAL:

REACTIVOS
Metanol | Solución Wright-Giemsa | Agua destilada |

PROCEDIMIENTO

1. Con la muestra ya fijada en **Metanol** sobre un portaobjetos, se cubre con **Solución Wright-Giemsa** durante 15-30 minutos.
2. Lavar con **Agua destilada** y dejar secar.
3. Visualizar al microscopio con objetivo de 100X.

RESULTADOS
| Núcleos: violeta | Citoplasma basófilo: azul cielo/azul oscuro | Citoplasma acidófilo: rojo claro/rosado

NOTAS TÉCNICAS

La técnica es relativamente simple y rápida, lo que la hace ideal para su uso en entornos clínicos y de diagnóstico. Este es solo un ejemplo de protocolo y puede haber variaciones en los tiempos y concentraciones de las soluciones utilizadas según la muestra y el tipo de parásito que se está buscando.

OBJETIVO
Visualizar y diferenciar diferentes tipos de parásitos en una muestra. Esta técnica permite identificar parásitos en la sangre y en otros fluidos corporales. Además, también puede ayudar a determinar la carga parasitaria y la identificación de los diferentes estadios del ciclo de vida del parásito.

FUNDAMENTO
La tinción se basa en la propiedad de los parásitos de fijar y retener los colorantes utilizados en la tinción. Esta técnica implica la fijación de la muestra y la tinción de las células con una solución que contiene colorantes de Wright y Giemsa. Estos colorantes se unen a las estructuras celulares específicas, como los núcleos y los cuerpos de inclusión de los parásitos, lo que permite su identificación bajo el microscopio. En particular, la tinción de Wright-Giemsa se utiliza comúnmente para la identificación de parásitos que causan enfermedades como la malaria y la enfermedad de Chagas. Es utilizada en microbiología para identificar diversos tipos de parásitos, incluyendo protozoos y helmintos. Los parásitos pueden aparecer como estructuras celulares de diferentes tamaños, formas y colores, dependiendo de su tipo y etapa de desarrollo. Por ejemplo, los protozoos pueden aparecer como pequeñas células redondeadas o como células más grandes con extensiones o flagelos. Los helmintos, por otro lado, pueden aparecer como estructuras alargadas o segmentadas.

La tinción de Wright-Giemsa se utiliza comúnmente para la identificación de parásitos en muestras de sangre, como en el caso de la malaria. La tinción se basa en la propiedad de los parásitos de fijar y retener los colorantes utilizados en la tinción. Los parásitos se tiñen de color morado oscuro y se pueden identificar visualmente al examinar la muestra con un microscopio.

Respecto a las bacterias, el uso de la técnica es limitado para su estudio, sin embargo se ha empleado para buscar células epiteliales con cuerpos de inclusión de *Chlamydia trachomatis* en frotis de mucosa uretral o endocervical. También es posible observar entre los glóbulos rojos bacterias tipo espiral como la *Borrelia* spp. en pacientes infectados, así como mórulas o cuerpos de inclusión de *Ehrlichia* spp. en el citoplasma del linfocitos, monocitos o neutrófilos en frotis sanguíneos.

TINCIÓN DE HEMATOXILINA FÉRRICA DELAFIELD

INFORMACIÓN BÁSICA
MUESTRAS: MATERIAL BIOLÓGICO
TIEMPO TOTAL DE TINCIÓN: 65 MINUTOS
EQUIPO ADICIONAL:

REACTIVOS
Hematoxilina férrica | Alcohol 10% - 100% | Xilol | Yodo | Agua destilada | Solución de montaje |

PROCEDIMIENTO

1. Con la muestra fijada en un portaobjetos, cubrir con **Alcohol 70%** con 2-3 gotas de
2. **Yodo** durante 5 minutos.
3. Cubrir la muestra con **Alcohol 95%** durante 5 minutos.
4. Cubrir la muestra con **Alcohol 70%** durante 5 minutos.
5. Lavar con **Agua destilada** durante 10 minutos.
6. Cubrir los portaobjetos con la **Hematoxilina férrica** durante 5 minutos.
7. Lavar con **Agua destilada** durante 10 minutos.
8. Deshidratar en **Alcohol a 70%** durante 5 minutos.
9. Deshidratar en **Alcohol a 95%** durante 5 minutos.
10. Deshidratar en **Alcohol absoluto** durante 5 minutos.
11. Cubrir con **Xilol** durante 10 minutos.
12. Realizar montaje con cytoseal, bálsamo de Canadá o Permount.
13. Visualización al microscopio.

RESULTADOS
Componentes ácidos del parásito: Azul oscuro |

NOTAS TÉCNICAS

Importante mantener las laminillas húmedas durante todos los pasos del proceso. Aplicar el bálsamo de Canadá, con el portaobjetos húmedo de Xilol. Utilizar etanol absoluto y Xilol nuevos para evitar la formación de precipitado calizo. Repetir los pasos utilizando nuevos solventes si se observa algún precipitado. Consultar la preparación de la Hematoxilina férrica en los anexos de esta guía.

OBJETIVO
Identificar y diferenciar los parásitos presentes en muestras de tejido.

FUNDAMENTO
La tinción de Hematoxilina férrica Delafield es utilizada en microbiología para identificar y visualizar diferentes tipos de parásitos, como protozoos y helmintos, en muestras biológicas. En primer lugar, la muestra se fija y se tiñe con una solución de Hematoxilina férrica Delafield, que contiene ácido clorhídrico, hematoxilina y sulfato ferroso. La hematoxilina es un colorante básico que tiñe los componentes ácidos de los parásitos, como los núcleos y los cuerpos citoplásmicos, en color azul oscuro; mientras que el sulfato ferroso actúa como un agente reductor que ayuda a intensificar el color y hacer más visibles los detalles celulares de los parásitos.

TINCIÓN DE MAY-GRUNWALD GIEMSA

INFORMACIÓN BÁSICA
MUESTRAS: MATERIAL BIOLÓGICO
TIEMPO TOTAL DE TINCIÓN: 35 MINUTOS
EQUIPO ADICIONAL: CÁMARA DE HUMEDAD

REACTIVOS
May-Grünwald | Solución Giemsa | Buffer de Acetato | Agua destilada |

PROCEDIMIENTO

1. Diluir el **Buffer de Acetato** con **Agua destilada** en proporción 1:10.
2. Dejar secar.
3. Cubrir los portaobjetos con **May-Grünwald** durante 5 minutos.
4. Lavar con **Agua destilada** durante 1 minuto.
5. Cubrir los portaobjetos con la **Solución de Giemsa** durante 15 minutos.
6. Lavar con **Agua destilada** durante 1 minuto.
7. Dejar secar durante 10 minutos.
8. Aclarar y montar.
9. Visualizar en el microscopio.

RESULTADOS
Núcleos: magenta | Núcleos: violeta | Citoplasma basófilo: azul cielo/azul oscuro | Citoplasma acidófilo: rojo claro/rosado |

NOTAS TÉCNICAS

El método es particularmente útil en la identificación de parásitos, como Trichomonas *spp., en muestras de frotis vaginal. Colorea protozoarios, principalmente flagelados.*

OBJETIVO
Visualizar los detalles morfológicos de las células de la sangre y los parásitos en los extendidos de sangre. Es particularmente adecuada para la detección de *Trichomonas* spp. en extendidos vaginales y permite la identificación de diferentes tipos celulares en la sangre.

FUNDAMENTO
May-Grunwald y Giemsa son dos tintes diferentes que se utilizan en combinación en la tinción de Giemsa, una técnica comúnmente utilizada en el diagnóstico de enfermedades parasitarias y de la sangre. La solución de May-Grunwald se utiliza para fijar y teñir la muestra, mientras que la solución de Giemsa se utiliza para dar color a la muestra y mejorar la visibilidad de las células y los parásitos. El Buffer de Acetato se utiliza para diluir la solución de Giemsa. La tinción May-Grunwald Giemsa es una técnica de tinción utilizada para visualizar diferentes tipos celulares, incluyendo parásitos, en muestras de sangre y otros tipos de muestras. En el caso específico de la detección de *Trichomonas vaginalis* en muestras vaginales, la tinción es útil porque permite visualizar la forma, el tamaño y la morfología de los parásitos.

La tinción utiliza una solución de colorante que se une a los ácidos nucleicos y a las proteínas de las células. Después de la tinción, las células pueden ser observadas al microscopio y se pueden identificar y contar los diferentes tipos de células presentes en la muestra. En el caso de

Álvarez Yepes, Virginia
Ortega Durán, Sonia
Tapia Jaramillo, Jenny Fernanda

Trichomonas vaginalis, los parásitos aparecen como células grandes y ovaladas con flagelos que se extienden desde su superficie.

Álvarez Yepes, Virginia
Ortega Durán, Sonia
Tapia Jaramillo, Jenny Fernanda

TINCIÓN DE TRICÓMICO DE GOMORI/GOMORI WHEATLEY

INFORMACIÓN BÁSICA
MUESTRAS: MATERIAL BIOLÓGICO
TIEMPO TOTAL DE TINCIÓN: 25 MINUTOS
EQUIPO ADICIONAL:

REACTIVOS
Alcohol 70%, 90%, 95%, 100% | Chromotrope | Xilol | Ácido acético al 1% | Yodo | Solución de montaje |

PROCEDIMIENTO

1. Con la muestra fijada cubrir con **Alcohol 70%** con 2-3 gotas de **Yodo**.
2. Cubrir nuevamente con **Alcohol 70%** durante 1 minuto.
3. Cubrir con **Chromotrope** durante 8-15 minutos.
4. Cubrir con **Alcohol 90% con Ácido acético al 1%** durante 10-15 segundos hasta ver tono de coloración.
5. Cubrir con **Alcohol 95%** y **Alcohol absoluto** durante 3 minutos.
6. Cubrir con **Xilol** durante 1-5 minutos. (No debe verse opaco).
7. Realizar montaje con cytoseal, bálsamo de Canadá o Permount.
8. Visualización al microscopio con objetivo de inmersión 100X.

RESULTADOS
Citoplasma parásitos: Verde | Núcleo parásitos: Rosado |

NOTAS TÉCNICAS

El Chromotrope es un compuesto químico utilizado en la coloración y tinción de tejidos biológicos. Es un colorante ácido que se une a los componentes ácidos del tejido, como el ADN y las proteínas. La preparación de este se puede consultar en los anexos de esta guía.

OBJETIVO
Identificación de protozoos como *Entamoeba* spp., *Giardia* spp., *Balantidium* spp., *Cyclospora* spp. y otros protozoarios.

FUNDAMENTO
La técnica de tinción de Tricrómico de Gomori permite teñir las estructuras internas de los protozoos para su identificación y estudio. Esta técnica se puede usar en muestras de heces frescas, conservadas o fijadas con Schaudinn. Es un método rápido y útil para identificar protozoos como *Entamoeba* spp., *Giardia* spp., *Balantidium* spp., *Cyclospora* spp. y otros.

Álvarez Yepes, Virginia
Ortega Durán, Sonia
Tapia Jaramillo, Jenny Fernanda

TINCIÓN DE GRAM MODIFICADA

INFORMACIÓN BÁSICA
MUESTRAS: MATERIAL BIOLÓGICO
TIEMPO TOTAL DE TINCIÓN: 7 MINUTOS
EQUIPO ADICIONAL: FUENTE DE CALOR

REACTIVOS:
Violeta de genciana | Bicarbonato de sodio al 5% | Lugol | Alcohol-Acetona | Fucsina básica |

PROCEDIMIENTO:

1. Extensión y fijación de la muestra sobre un portaobjetos.
2. Cubrir con la solución de **Violeta de genciana** y agregar 1 o 2 gotas de **Bicarbonato de sodio al 5%**. Dejar actuar 2 minutos.
3. Lavar con agua corriente y escurrir.
4. Cubrir con **Lugol** durante 2 minutos.
5. Lavar con agua y escurrir.
6. Decolorar con **Alcohol-Acetona** inclinando la lámina y agregando desde la parte superior del frotis (no directamente sobre él), hasta que arrastre más colorante, máximo 10 segundos.
7. Lavar con agua y escurrir.
8. Cubrir con **Fucsina básica** durante 30 segundos.
9. Lavar con agua corriente.
10. Dejar secar al aire o con la ayuda de la flama débil del mechero.
11. Visualizar al microscopio con objetivo de inmersión 100X.

RESULTADOS:
Bacteria Gram Positiva: Azul-Violeta | Bacteria Gram Negativa: Rosa-Rojo |

NOTAS TÉCNICAS:

Un paso crucial en la tinción de Gram es la decoloración; puede verse afectado por el grosor del frotis y los tiempos de decoloración.

OBJETIVO:
Diferenciación de bacterias Gram positivas y Gram negativas.

FUNDAMENTO:
Se basa en la modificación de la composición de los reactivos utilizados para adaptarlos a ciertas condiciones específicas como el teñido de microorganismos que presentan características atípicas, como la composición de su pared celular. A diferencia de la tinción original, en la que se utiliza Cristal Violeta, Lugol, alcohol y Safranina, esta variación es una técnica versátil y adaptable en la que se pueden sustituir algunos reactivos o utilizar diferentes concentraciones, e incluso distintos tiempos de exposición a los reactivos. También puede variar según las necesidades de cada estudio o tipo de microorganismo a estudiar.

Álvarez Yepes, Virginia
Ortega Durán, Sonia
Tapia Jaramillo, Jenny Fernanda

TINCIÓN DE DORNER

INFORMACIÓN BÁSICA
MUESTRAS: MATERIAL BIOLÓGICO
TIEMPO TOTAL DE TINCIÓN: 20-30 MINUTOS
EQUIPO ADICIONAL: FUENTE DE CALOR

REACTIVOS
Fucsina-fenicada | Nigrosina al 10% | Agua destilada |

PROCEDIMIENTO

1. Preparar en un tubo de ensayo una suspensión concentrada del microorganismo esporulado en **Agua destilada** y agregar un volumen igual de **Fucsina-fenicada** de Kinyoun filtrada.
2. Colocar el tubo en un baño con agua en ebullición durante 5-10 minutos.
3. Sobre un portaobjetos limpio, mezclar una gota de la suspensión anterior con una gota de solución acuosa de **Nigrosina al 10%**, hervida y filtrada.
4. Extender y secar rápidamente con calor suave.
   Para **DORNER MODIFICADO**:
   - La muestra se cubre con una tira de papel de filtro a la que se le agrega **Fucsina-fenicada.** Se calienta durante 5-7 minutos con la llama del mechero Bunsen hasta que desprenda vapore. Retirar el papel.
   - Lavar con agua y secar con papel absorbente.
   - Cubrir el frotis con una película delgada de **Nigrosina al 10%.** Usar otro portaobjetos para extender la nigrosina.
5. Visualizar al microscopio con objetivo 100X (con aceite de inmersión).

RESULTADOS

Las Esporas se tiñen de color rojo. Las Células bacterianas aparecen casi incoloras contra un fondo gris oscuro.

NOTAS TÉCNICAS

Es importante no aspirar los vapores, pues son tóxicos y a largo plazo pueden ser cancerígenos.

OBJETIVO

Diferenciar los microrganismos con esporas de los que no los tienen. Y diferenciar distintos macroorganismos con esporas unos de otros según la ubicación de estas esporas.

FUNDAMENTO

Las esporas no se tiñen con tinciones convencionales, pues poseen una pared muy gruesa. La variación de esta tinción podemos verla a partir de la extensión y el secado con calor suave que se realiza como último paso en la tinción original que da paso a la visualización al microscopio con un objetivo 100X con aceite de inmersión.

Mientras la tinción original finalizaría ahí, en la versión modificada se sigue con la tinción. Para ello, se cubre con una tira de papel de filtro a la que se le agrega Fucsina-fenicada y se calienta durante 5-7 minutos con el mechero Bunsen hasta desprender vapores. Se retira el papel, se lava

Álvarez Yepes, Virginia
Ortega Durán, Sonia
Tapia Jaramillo, Jenny Fernanda

con agua y se seca con papel absorbente. Una vez secado con el papel absorbente se cubre el frotis con una película delgada de nigrosina al 10% y se extiende este tinte con la ayuda de otro portaobjetos.

Álvarez Yepes, Virginia
Ortega Durán, Sonia
Tapia Jaramillo, Jenny Fernanda

TINCIÓN DE MÖELLER

INFORMACIÓN BÁSICA
MUESTRAS: MATERIAL BIOLÓGICO
TIEMPO TOTAL DE TINCIÓN: 30 MINUTOS
EQUIPO ADICIONAL: FUENTE DE CALOR

REACTIVOS
Cloroformo | Ácido crómico al 5% | Carbol Fucsina-fenicada/Tergitol 7 | Alcohol clorhídrico | Azul de Metileno | Agua destilada |

PROCEDIMIENTO

1. Realizar una extensión.
2. Cubrir la extensión con **Cloroformo** durante 2 minutos.
3. Decantar el cloroformo.
4. Cubrir con **Ácido crómico al 5%** durante 5 minutos.
5. Lavar con **Agua destilada**.
6. Cubrir con **Carbol Fucsina-fenicada** y exponer a la llama del mechero Bunsen hasta la emisión de vapores. Retirar de la llama unos instantes. Repetir la operación hasta cumplir 10 minutos.
7. **Para MÖELLER MODIFICADO** ➔ Sustituir este paso por la adición de 2 gotas del surfactante **Tergitol 7** por cada 10ml de **Solución fucsina-fenicada**.
8. Lavar con agua.
9. Usar etanol acidificado (**Alcohol clorhídrico**) para decolorar. Se deja durante 20-30 segundos.
10. Lavar con **Agua destilada**.
11. Contrateñir cubriendo con **Azul de Metileno** durante 5 minutos.
12. Lavar con **Agua destilada**.
13. Dejar secar y visualizar al microscopio.

RESULTADOS
Las Esporas se tiñen de color rojo. Los bacilos se tiñen de azul.

NOTAS TÉCNICAS

Es importante no aspirar los vapores, pues son tóxicos y a largo plazo pueden ser cancerígenos.

OBJETIVO
Diferenciar los microrganismos con esporas de los que no los tienen. Y diferenciar distintos macroorganismo con esporas unos de otros según la ubicación de estas esporas.

FUNDAMENTO
Las esporas no se tiñen con tinciones convencionales, pues poseen una pared muy gruesa.
Es una tinción que se basa en la tinción de las esporas de un color rojo, gracias al uso de fuente de calor, mientras que el resto de la célula permanece de color azul, para poder distinguir los microorganismos que poseen esporas de los que no. En la tinción Möeller modificada se sustituye el paso del uso de fuente de calor por el uso de un surfactante, que actúa como detergente, y permite reducir la tensión superficial de la pared celular.

TINCIÓN DE KINYOUN / ZIEHL-NEELSEN MODIFICADO

INFORMACIÓN BÁSICA
MUESTRAS: MATERIAL BIOLÓGICO
TIEMPO TOTAL DE TINCIÓN: 8 MINUTOS
EQUIPO ADICIONAL:

REACTIVOS
Kinyoun carbol-fucsina | Ácido-Alcohol | Azul de Metileno 0'5% | Agua destilada |

PROCEDIMIENTO

1. Con la muestra fijada, cubrir con colorante **Kinyoun carbol-fucsina** durante 5 minutos.
2. Lavar con **Agua destilada**.
3. Decolorar con **Ácido-Alcohol** durante 1 minuto y 30 segundos.
4. Lavar con **Agua destilada**.
5. Cubrir con **Azul de Metileno 0'5%** durante 30 segundos.
6. Lavar con **Agua destilada** y dejar secar.
7. Visualizar al microscopio.

RESULTADOS
BAAR: Fucsia | No BAAR: Azul |

NOTAS TÉCNICAS

La tinción de Kinyoun no se utiliza específicamente para identificar parásitos, aunque en algunos casos se ha utilizado para visualizar quistes de protozoos, como Cryptosporidium *spp. y* Cyclospora cayetanensis. *No es específica para coccidios, también se utiliza para la identificación de otros microorganismos Ácido-Alcohol Resistentes. Puede tener una alta tasa de falsos negativos y puede ser necesario realizar pruebas adicionales para confirmar la presencia de coccidios. Se puede utilizar el colorante Azul de Metileno como contracoloración en lugar del Verde malaquita.*

OBJETIVO
Distinguir los microorganismos resistentes al alcohol (BAAR) de los no positivos. Además de las bacterias pertenecientes a la familia *Mycobacteriaceae*, este método también puede resaltar otros gérmenes con la misma resistencia al alcohol-ácido (*Nocardia* spp., *Rhodococcus* spp., *Corynebacterium* spp., *Gordonia* spp., *Tsukamurella* spp.).

FUNDAMENTO
La modificación de Kinyoun a la técnica de Ziehl-Neelsen se conoce como "método frío", ya que utiliza un detergente tensoactivo llamado Tergitol en lugar de calor para realizar la tinción.

La tinción de Kinyoun es una variante de la tinción de Ziehl-Neelsen, que se basa en el mismo principio pero utiliza un reactivo diferente, Carbol fucsina tergitol. Al utilizar un detergente tensoactivo como el tergitol, la tinción de Kinyoun es más rápida y sencilla que la de Ziehl-Neelsen. Esta modificación permite una tinción más rápida que el método tradicional. Es una técnica de tinción diferencial utilizada para la identificación de cocidios, que son un grupo de parásitos protozoarios que incluyen varias especies que pueden causar infecciones gastrointestinales en humanos y animales. La tinción de Ácido-Alcohol Resistencia modificada (Ziehl-Neelsen modificado) tiñe los ooquistes de rosa y los esporontes o esporoblastos de rojo.

TINCIÓN DE ALBERT

INFORMACIÓN BÁSICA
MUESTRAS: MATERIAL BIOLÓGICO
TIEMPO TOTAL DE TINCIÓN: 10 MINUTOS
EQUIPO ADICIONAL:

REACTIVOS
Colorante de Albert | Lugol | Agua destilada |

PROCEDIMIENTO

1. Con la muestra fijada, aplicar 1 gota del **Colorante de Albert** y esperar 5 minutos.
2. Lavar con **Agua destilada**.
3. Aplicar 1 gota de **Lugol** y esperar 1 minuto.
4. Lavar con Agua destilada.
5. Dejar secar.
6. Visualizar al microscopio.

RESULTADOS
Bacterias Albert + : Azul oscuro/violeta

NOTAS TÉCNICAS

Es importante obtener una muestra adecuada y asegurarse de que esté libre de contaminantes y artefactos.

OBJETIVO
Visualización de los gránulos metacromáticos que presentan determinados tipos de bacterias como las *Corynebacterium diphtheriae.*

FUNDAMENTO
La tinción de Albert es una técnica utilizada en microbiología para identificar y diferenciar ciertos tipos de bacterias, especialmente las del género *Corynebacterium* spp. Algunos microorganismos que presentan la capacidad de acumular gránulos metacromáticos, los cuales, al ser teñidos con colorantes básicos como el Azul de Metileno en presencia de una alta concentración de polifosfato orgánico, pueden mostrarse en tonalidades rojas. Las bacterias que se tiñen de azul oscuro o violeta indican un resultado positivo para la tinción de Albert, lo que sugiere la presencia de bacterias del género *Corynebacterium* spp.

Estas bacterias son Grampositivas y suelen tener forma de bastón. La tinción de Albert es especialmente útil para identificar *Corynebacterium diphtheriae*, la bacteria responsable de la difteria. Al ser una tinción diferencial, ayuda a distinguir *Corynebacterium diphtheriae* de otros difteroides no patógenos que carecen de los gránulos metacromáticos.

Álvarez Yepes, Virginia
Ortega Durán, Sonia
Tapia Jaramillo, Jenny Fernanda

ANEXO III: CUADRO RESUMEN DE TINCIONES Y MICROORGAMISMOS:

		Bacterias	Hongos	Parásitos
Pág. II	Azul de Metilo	X		
Pág. III	Tinta China	X	X	X
Pág. IV	Cápsula de Anthony	X		
Pág. V	Leifson	X		
Pág. VI	Shaeffer-Fulton	X		
Pág. VII	Auramina O	X		
Pág. VIII	Auramina-Rodamina O	X		X
Pág. X	Naranja de Acridina	X		
Pág. XI	Warthin-Starry	X		
Pág. XII	Ziehl-Neelsen	X		
Pág. XIII	Gram	X	X	
Pág. XV	Rojo Congo	X	X	
Pág. XVII	Azul de Lactofenol		X	
Pág. XIX	Blanco de Calcoflúor		X	
Pág. XX	Ácido Periódico de Schiff (PAS)	X	X	
Pág. XXI	Mucicarmín		X	
Pág. XXII	Gomori-Methenamine Silver (GMS)	X	X	
Pág. XXIII	Negro de Clorazol		X	X
Pág. XXIV	Suero salino	X	X	X
Pág. XXV	Lugol			X
Pág. XXVI	Merbromina			X
Pág. XXVII	Tionina			X
Pág. XXVIII	Hematoxilina Férrica de Heidenhain			X
Pág. XXX	Giemsa	X		X
Pág. XXXII	Wright-Giemsa	X		X
Pág. XXXIV	Hematoxilina Férrica Delafield			X
Pág. XXXV	May-Grünwald Giemsa			X
Pág. XXXVII	Tricrómico de Gomori		X	X
Pág. XXXVIII	Gram modificada	X		
Pág. XXXIX	Dorner	X		
Pág. XLI	Möeller	X		
Pág. XLII	Kinyoun	X		X
Pág. XLIV	Albert	X		

Cuadro III.1: Cuadro resumen de tinciones y microrganismos. Se indica el número de página donde se encuentran los distintos protocolos. **Fuente**: Elaboración propia.

ANEXO IV: PREPARACIÓN DE REACTIVOS Y COLORANTES:

Colorante de Leifson:
Fucsina básica..95% ➔ Es el colorante en sí mismo.
Etanol..1'2%
Ácido tánico...3%
Cloruro sódico...1'5%
Agua destilada ➔ Forma parte del ácido tánico y del cloruro sódico.
Las estructuras aparecen teñidas de color rojizo.

Composición Auramina O: Auramina O al 0'1% Alcohol ácido al 0'5%
Permanganato de Potasio al 0'5%

Composición Naranja de Acridina: Anaranjado de acridina 0'01% Solución tampón acetato, pH 3'6 **0'5M**

Coloración de Ziehl-Neelsen: Fucsina básica fenicada Azul de metileno al 3% Alcohol ácido 1%

Azul de Lactofenol:
Colorante Azul de Metilo .... 1 g/L
Fenol...250 g/L
Ácido Láctico .... 250 g/L
Glicerina .... 500 g/L

Blanco de Calcoflúor:
Blanco de Calcoflúor..1 g.
Tinte azul de Evans..0'4 g.
Agua desmineralizada.. 1000 ml.

Ácido Periódico de Schiff: Solución de Ácido Periódico 1%. Reactivo de Schiff.

Chromotrope:
Chromotrope 2R...0'60 g
Verde Brillante...0'30 g
Ácido fosfotúngstico.. 0'70 g
Ácido acético ....1 mL
Agua destilada .... 100 mL

Chromotrope 2R:
Chromotrope 2R...6 g
Verde brillante...0'15 g
Ácido fosfotúngstico..0'70 g
Ácido acético glacial ....3 g
Agua destilada .... 100 mL
Mezclar los ingredientes cristales con ácido acético glacial, reposar por 30 minutos y agregar el Agua destilada. Tamponar con Ácido clorhídrico 1N pH 2'5.

Hematoxilina férrica:
Solución concentrada A........ 15 mL
Solución concentrada B........ 15 mL
La solución de trabajo tiene vida media de siete días.

Solución concentrada A:
Hematoxilina........10 g
Alcohol absoluto........ 1.000 mL
Solución concentrada B:
Sulfato ferroso de amonio........ 10 g
Sulfato férrico de amonio........ 10 g
Ácido clorhídrico........ 10 mL
Agua destilada........ 1.000 mL
Las soluciones se almacenan a temperatura ambiente y su vida media es de seis meses.

Lugol:
Solución concentrada:
Yoduro de potasio........ 10 g
Cristales de yodo........ 5 g
Agua destilada........ 100 mL

Solución concentrada........5 mL
Agua destilada........15 mL
Cuando se prepara la solución de trabajo se debe mantener la relación 1:3 de solución concentrada y agua, debe almacenarse en frascos ámbar y evitar exceso de luz porque el Yodo reacciona con la luz y pierde su color.

Solución Giemsa:
Giemsa........10 mL
Buffer acetato........ 90 mL

Negro de clorazol:
Solución concentrada A:
Etanol 90%........ 170 mL
Etanol 100%........ 160 mL
Ácido acético glacial........ 20 mL
Fenol líquido........ 20 mL
Ácido fosfotúngstico 1%........ 12 mL
Agua destilada........ 618 mL
Solución concentrada B:
Negro de clorazol........5 g
Solución concentrada A........ 1.000 mL

Hematoxilina férrica de Heidenhain: Hematoxilina férrica:
Hematoxilina férrica........ 5 g
Alcohol 95%........ 100 mL

Solución mordiente 2%:
Sulfato de fierro y amonio........ 4 g
Agua destilada........100 mL

AGRADECIMIENTOS

Queremos expresar nuestro más sincero agradecimiento a todos aquellos profesores que han dedicado su tiempo, conocimientos y paciencia en enseñarnos y guiarnos a lo largo de nuestro aprendizaje en esta etapa. Su dedicación y compromiso han sido fundamentales para nuestro crecimiento profesional y personal.

En primer lugar, agradecemos al profesor **David Cerezo Fernández**, experto en microbiología y **DOCTOR** en inmunología, quien nos ha motivado constantemente con su liderazgo y orientación como tutor del proyecto. Su profundo conocimiento y pasión por la materia han sido fundamentales para el éxito de esta guía. Además, gracias a su insistencia en el uso de las **CURSIVAS**, hemos adquirido una habilidad adicional para resaltar conceptos importantes y comunicarnos de manera más efectiva; un detalle que ha marcado la diferencia en nuestras presentaciones y trabajos. Aunque nos haya dado "caña", hemos encontrado en él un cariño especial y reconocemos su papel fundamental en nuestro desarrollo académico.

Queremos expresar nuestro agradecimiento a **Cristina Bandín Saura**, nuestra profesora de hematología, quien ha desempeñado un papel fundamental en el desarrollo de nuestras habilidades prácticas, así como en la mejora de nuestras capacidades de presentación y comunicación. Su enfoque meticuloso y su perfeccionismo, comparable al puntillismo, ha sido invaluable para convertirnos en excelentes oradores e interlocutores. Aunque esperamos no tenerla como tribunal en alguna oposición, su incansable esfuerzo nos ha preparado incluso para enfrentarnos a desafíos tan intimidantes como una cena con Alberto Chicote o un debate con el mismísimo Sherlock Holmes.

José María González López ha sido nuestro aire fresco, nuestra brisa en el camino del aprendizaje. Su sentido del humor y su habilidad para convertir las lecciones en momentos amenos y divertidos nos ha hecho apreciar cada instante con él. Siendo nuestro **“HÉROE”**, su comprensión, paciencia y tolerancia nos han ayudado a superar los desafíos académicos con una sonrisa en el rostro. Sin duda, la suerte de habernos encontrado con él es comparable a encontrar una moneda en el bolsillo justo cuando la necesitas.

También deseamos agradecer a **Victoria Gómez Abellán**, quien ha sido junto a todos los anteriores, uno de los grandes ejemplos de profesor. Su dedicación y compromiso van más allá de su horario laboral, trabajando incansablemente dentro y fuera del laboratorio para asegurarse de que adquirimos las destrezas necesarias para desenvolvernos en el entorno experimental. Gracias a ella hemos aprendido a desenvolvernos con destreza, a experimentar, “cacharrear” y a pensar con lógica. Su maravillosa sonrisa y su disposición para responder nuestras preguntas y resolver nuestras dudas nos han hecho sentir afortunados y apreciados. Sin duda, contar con su amistad y apoyo es como tener un valioso tesoro.

Por último, pero no menos importante, queremos expresar nuestro profundo agradecimiento a **José Ángel Pina Albuquerque**, nuestro tutor. Como un pastor a su rebaño de ovejas, nos ha guiado en nuestro camino académico desde el primer año. Su guía, sabiduría y apoyo han sido inestimables para nuestro crecimiento académico y personal. Aunque no podemos negar que ha sido un tutor... peculiar, su compromiso con nuestra formación profesional ha sido inspirador. Le pedimos empatía y gracia de cara a evaluar en las oposiciones a **NUESTROS QUERIDOS PROFESORES**, ya que la verdadera evaluación y demostración se refleja en las opiniones y el rostro de los alumnos a los que han dado clase. Ellos están más que a la altura y son merecedores de obtener una plaza fija, y nuestra experiencia con ellos así lo cerciora.

A todos ustedes, profesores, les agradecemos de corazón por su entrega, pasión, contribución a nuestra formación académica y por su impacto positivo en nuestras vidas. Su influencia en nuestras vidas y carreras profesionales nunca será olvidada. Esperamos que continúen inspirando a futuras generaciones de estudiantes como lo han hecho con nosotros.

¡Gracias!

Impresión y editorial: BoD – Books on Demand
info@bod.com.es - www.bod.com.es
Impreso en Alemania – Printed in Germany
ISBN: 9788411744744

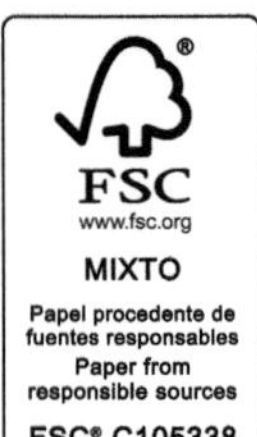
FSC
www.fsc.org
MIXTO
Papel procedente de
fuentes responsables
Paper from
responsible sources
FSC® C105338